KB231588

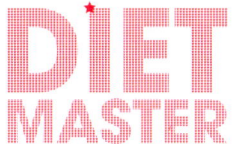

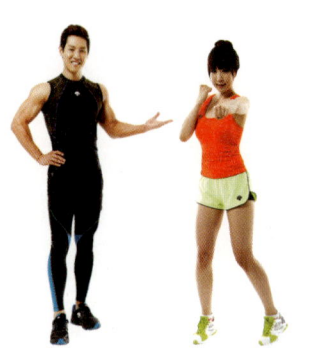

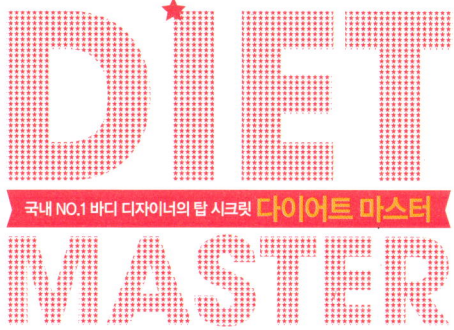

국내 NO.1 바디 디자이너의 탑 시크릿 **다이어트 마스터**

A-TEAM Reboot Your Life **김지훈** 지음

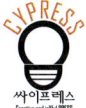

CYPRESS
싸이프레스
Creative and Joyful PRESS

몸도 옷처럼 디자인 할 수 있다!

중학교 시절부터 복싱선수 생활을 시작해서 체육고등학교와 체육대학교, 그리고 체육대학원을 마치면서 인생의 반을 체육계에 몸 담았고, 이제는 글러브를 벗어던지고 트레이너 생활로 접어든 지도 어느덧 10년이 되어가고 있다. 지금은 트레이너로서 몸 때문에 고민하는 분들을 관리하면서 1년에 1톤씩 대한민국을 가볍게 만드는 데 내 자신의 모든 열정을 바치고 있다.

'에이팀 김지훈 트레이너'라고 하면 사람들이 소녀시대를 비롯한 많은 아이돌과 여배우의 몸매를 관리했던 연예인 전문 트레이너라고 생각한다. 하지만 실제로는 필자가 관리해온 연예인보다 수백 배나 많은 일반인들의 다이어트를 상담하고 지도했다.

요즘 다이어트에 관한 상담을 하다 보면 아직도 많은 사람들이 운동의 근본적인 의미와 다이어트에 대한 잘못된 생각을 갖고 있다는 것을 알 수 있다. 인터넷과 언론을 통해 양질의 정보를 얻을 수는 있지만 때로는 잘못되고 왜곡된 정보를 받아들여 피해를 보는 경우도 생겨나고 있다. 필자는 이러한 이유를 사람들의 다이어트에 대한 공부가 부족해서가 아닌가라고 조심스럽게 말해본다. 예를 들어 많은 사람들이 외국어를 잘하고 싶어 하면 책을 구입하기도 하고, 학원에 등록도 하며, 때로는 개인교습을 받기도 하지 않는가?

그런데 날씬하고 예쁜 몸을 갖고 싶어 하는 많은 사람들 중 책을 사서 공부를 하거나 레슨을 받는 사람은 의외로 그리 많지 않다. 트레이닝도 우리 몸의 생리학과 해부학적인 기전을 바탕으로 만들어진 하나의 학문이다. 그런데 기본적인 공부를 하기 보다는 주변에서 하는 말과 유행하는 다이어트 방법만 맹목적으로 따라하는 경

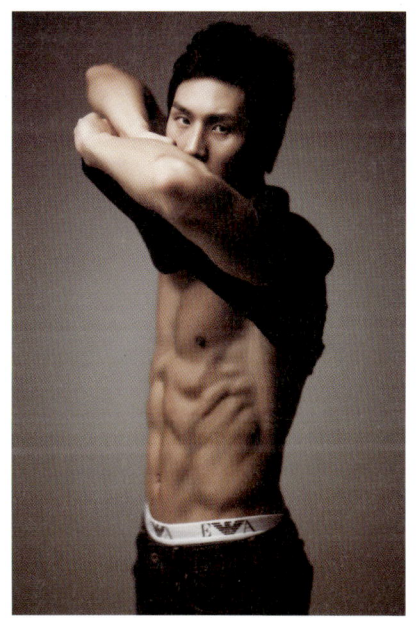

향이 강하고 실패를 반복한다. 그리고 결국에는 체질 탓을 하며 포기하곤 한다. 만약 이 순간 속이 뜨끔하다면 반성하자.

필자는 모든 여성은 누구나 아름답다고 생각한다. 뚱뚱하든 날씬하든 모든 여성은 본연의 아름다운 몸을 가지고 있다고 믿는다. 다만 앞서 말한 대로 대부분의 여성들이 자신에게 맞는 몸을 만드는 올바른 방법을 모를 뿐이다. 그래서 필자는 이런 아름다운 몸에 본인들에게 맞는 몸을 입혀주고 싶었다. 그래서 트레이닝에 '바디 디자인'이라는 개념을 도입하게 되었다. 이제는 나의 몸에 맞는 옷만 어쩔 수 없이 입고 사는 시대는 끝났다. 몸도 옷처럼 디자인을 할 수 있다! 꼭 입고 싶은 사이즈의 옷이 있다면, 누구든지 그 옷에 맞게 몸을 만들 수 있다!

'667!' 이 숫자의 의미는 무엇일까? 이 숫자는 Story on에서 방송했던 〈다이어트 워〉에서 4시즌 동안 필자가 감량시킨 출연자들의 지방 무게를 합친 숫자이다. 그리고 Story on에서 다이어트 방송 사상 국내 최고 기록이라고 공인해준 역사적 상징이기도 하다. 여기에 다른 연예인과 일반인의 지방 무게를 합친다면 1,000kg, 즉 1톤을 훌쩍 넘는다. 지금도 이 숫자를 생각하면 온 몸에 전율이 흐를 정도의 보람을 느끼고 있다. 미치지 않고서는 일등이 될 수 없다는 선수시절의 오기가 지금의 좋은 결과를 만들어 준 것 같다.

이제 이 책에 내 자신의 보람과 열정, 노하우를 모두 담아 여러분께 바친다. 이 책에는 당신이 원하는 바디를 디자인 할 수 있는 모든 비밀을 털어 놓았다. 지금부터 당신이 경험해보지 못한 새로운 세계로 초대한다.

김지훈

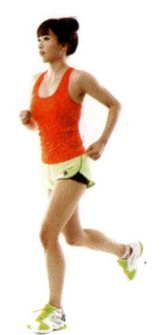
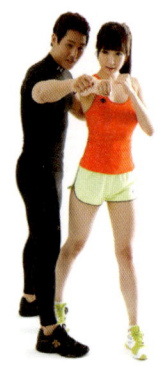
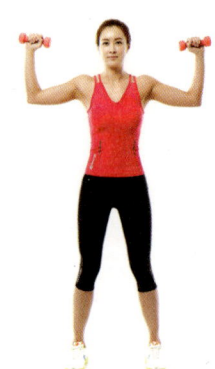

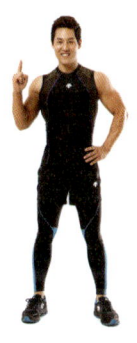

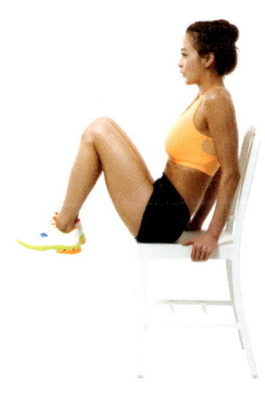

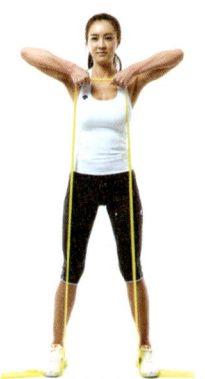

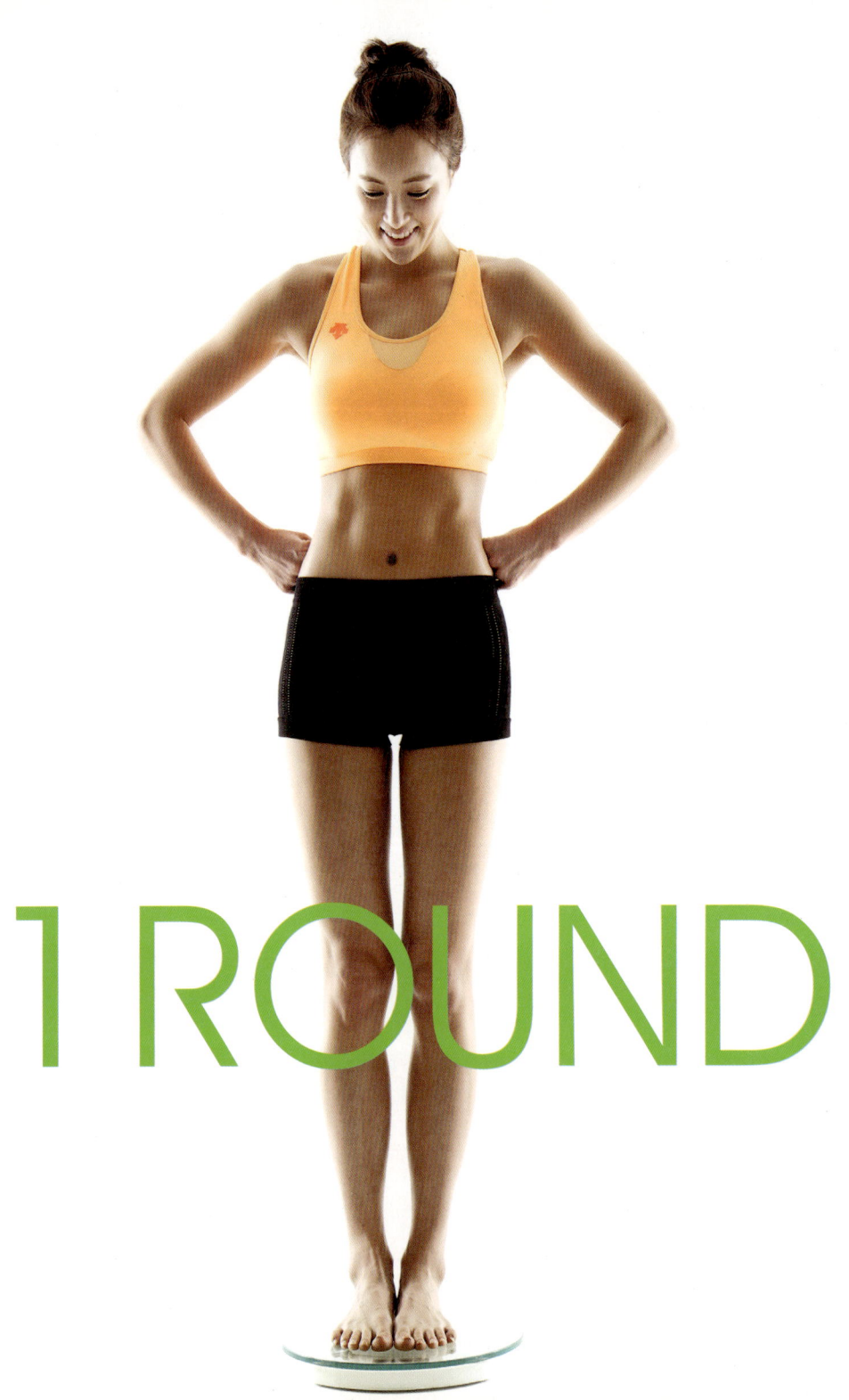

1 ROUND

연예인과
당신의 몸매가
다른 이유

다이어트에 대한 잘못된 편견

다이어트를 고민하는 대부분의 사람들은 "살이 쪘어. 이제 살 좀 빼야지..."라고 쉽게 말한다. 하지만 사전적 의미의 '살'은 뼈와 피부 사이에 있는 모든 것을 지칭한다. 뼈와 피부 사이에는 여러 가지 조직이 있지만 가장 큰 부분을 차지하는 것이 근육과 지방이다. 그렇기 때문에 살의 구성에서 근육보다 지방이 많으면 비만인 상태가 되는 것이다. 따라서 우리는 살을 빼기 보다는 지방을 줄이고 근육을 늘려 살의 주인을 근육으로 만들기 위해 노력해야 한다.

최근 다이어트에 관한 상담을 진행하다 보면 많은 사람들이 잘못된 생각과 방법으로 다이어트에 접근하는 것을 쉽게 알 수 있다. 가장 문제가 되는 부분은 현실적인 다이어트가 아닌 이상적인 다이어트를 꿈꾼다는 것이다. 대부분의 사람들이 언론 매체와 인터넷 등에서 상업적인 광고를 접하면서 편하고 쉽게 하는 다이어트만을 생각한다. 이는 직접적인 원인은 그대로 둔 채 간접적인 문제만 해결하려 드는 것과 같다. 예를 들면 몸의 기본적인 대사기능이 약해서 비만 상태가 되었는데, 운동을 통해 몸의 기능을 개선하려고 하지 않고 단식과 절식 약품의 도움만으로 다이어트를 진행하려 한다. 그러면 일시적으로는 다이어트 효과를 얻을지는 몰라도 결과적으로는 어떠한 원인도 해결되지 않았기 때문에 다시 원상태로 돌아갈 수밖에 없다.

사람들이 쉽게 접할 수 있는 한약이나 양약, 다이어트 식품, 몸을 움직여주는 기계 등 특별한 노력이 없이 단지 먹고 착용하는 것만으로 살이 빠진다고 설명하는 제품들은 일시적인 효과만 있을 뿐 절대로 지속될 수 없다. 만약 이러한 제품들이 정말 지속적인 효과를 주고 체질까지 개선해준다면 더 이상 인류는 비만 때문에 고민하지 않아도 될 것이다. 또한 그런 제품을 개발한 사람은 인류의 구원자로 영웅 대접을 받을 것이다.

나는 오늘도 외친다. '몸은 반드시 운동과 식이조절, 그리고 생활습관 등에 의해서만 변할 수 있다!'라는 주장에 전 재산을 걸겠다.

2 POINT 연예인은 특별나다?

수년 동안 많은 연예인과 일반인들의 몸을 관리하면서 느낀 점은 연예인과 일반인의 몸은 결국 똑같다는 것이다. 물론 생물학적으로 봐도 인간이라는 같은 종이기 때문에 골격의 구조, 근육의 모양, 생리학적 반응 등 모든 것이 똑같을 수밖에 없는 것은 당연하다. 그럼에도 불구하고 대부분의 일반인들은 이렇게 생각한다. '연예인이니까...'

결국 연예인과 자신은 여전히 많이 다르다고 생각한다. 왜일까? 그 이유는 '연예인'과 '일반인'은 아예 다른 부류라는 생각이 강하기 때문인 것 같다. 한 마디로 자신은 평범하고 연예인은 특별나다고 생각하는 것이다. 하지만 단언컨대, 적어도 육체적인 면에서는 연예인과 일반인은 전혀 다르지 않다.

다만 연예인들이 일반적으로 하는 다이어트 방법은 평소 어느 정도 몸 상태를 유지하다가 작품이나 촬영에 맞춰 하루에서 일주일 정도 단기간에 몸짱을 만드는 경우가 대부분이다. 또한 카메라에 비춰지는 모습과 실제 모습의 비율에는 차이가 있기 때문에 조금은 과도하게 감량을 하는 경우도 있다. 그렇기 때문에 일반인들이 무턱대고 연예인 다이어트 방법을 따라하는 것은 바람직하지 못할 수도 있다. 단, 연예인의 자기 몸을 관리하고 목표를 이루기 위해 철저히 노력하는 모습을 따라하면 연예인보다 우월한 몸매로 검색어 1위를 차지할 수도 있다.

3
POINT

당신의 마인드 vs 연예인의 마인드

내가 느낀 일반인과 연예인의 가장 큰 차이점은 바로 본인의 몸을 생각하는 마음가짐의 차이인 것 같다. 예를 들어 맛있는 음식은 누구나 먹고 싶어 한다. 하지만 그 음식을 얼마만큼 먹는지에 따라 결과는 전혀 달라진다. 일반인은 맛있는 음식이 고칼로리 식품이라 할지라도 배가 부를 때까지 먹는 경우가 많지만 연예인은 절대 그렇지 않다. 직업 특성상 자신의 외모가 큰 자산이기 때문에 본인의 몸 상태에 따라 식사량을 조절한다.

사람의 입맛은 길들여지는 것이다. 만약 당신이 기름진 고칼로리 식품에 길들여져 있다면 주로 그런 식품만 찾게 된다. 하지만 연예인은 저칼로리 음식을 그들만의 레시피로 맛있게 조리해 입맛을 길들이는 경우가 많다. 신선한 야채와 저지방 식품 중에서도 조리만 잘하면 충분히 맛있게 즐길 수 있는 음식들을 만들 수 있다. 처음에는 쉽지 않겠지만 본인만 노력하면 식습관을 개선할 수 있다.

톱스타 반열에 올라가 있는 연예인의 경우 본인의 몸 관리에 더욱 엄격하고 철저하다. 또한 목표를 이루려는 의지와 열정 또한 대단하다. 최근 아름다운 몸매로 각광 받고 있는 배우 조여정 씨의 경우, 평상시에는 센터에서 운동을 하다가 작품(촬영)이 시작되면 필자에게 운동도구를 빌려 집, 촬영장, 숙소 등 어떠한 장소에서도 꾸준히 운동을 하며 몸매를 관리한다. 배우들의 불규칙한 촬영 스케줄과 장시간 촬영 환경을 아는 사람이라면 이러한 행동이 얼마나 큰 열정을 필요로 하는 것인지 알 것이다.

요즘 가장 많은 광고 촬영으로 최고의 주가를 올리고 있는 배우 김수현 씨의 경우는 영화를 위해 몸을 만들어야 하는데 운동할 시간이 없다. 계속되는 스케줄과 광고 촬영 때문에 해외와 국내를 오가며 스케줄을 소화한다. 일주일에 2~3번 정도 운동하러 오지만 대개 촬영을 끝내고 밤 10시나 11시 쯤 녹초가 되어 온다. 하지만 불평 한마디 없이 묵묵히 강도 높은 운동을 모두 소화한다. 필자는 예전부터 봐왔던 동생 같은 친구이지만 이런 프로정신이 있기 때문에 대스타가 될 수 있다는 것을 새삼 깨닫게 해주는 진정한 프로이다.

또, 최근에 12kg 감량에 성공한 요리연구가 이혜정 씨는 직업 특성상 다이어트가 상당히 어렵다. 12kg이라는 감량 수치가 상대적으로 그렇게 크다고 느껴지지 않을 수도 있다. 하지만 매일 홈쇼핑 촬영에서 음식을 섭취해야 하고 요리 관련 프로그램에서도 시식을 해야 하는 등 하루 종일 맛있고 자극적인 음식에 노출되어 있는 이혜정 씨 입장에서는 상당히 어려운 다이어트에 성공한 것이다. 개인적으로 이혜정 씨의 12kg 감량은 일반인이 20kg 이상 감량한 것보다 힘든 과정을 겪었다고 생각된다. 특히 음식 관련 직업에 종사하다 보니 요요현상에 쉽게 노출될 수도 있다. 하지만 12kg을 감량하고 예뻐진 자신의 모습과 향상된 체력이 이혜정 씨가 요요현상을 겪지 않도록 지탱해주는 원동력이 되고 있다.

어설픈 동기유발은 요요라는 뒷감당을 감수하게 만든다. 자신이 몇 개월 아니 몇 년 동안 방치해둔 몸을 단 2~3개월 만에 몸짱으로 거듭나고 싶다면 한 마디로 도둑놈 심보나 마찬가지이다. 하지만 이것이 불가능한 것만은 아니다. 단, 꼭 해내겠다는 슈퍼 동기유발이 있다는 전제 하에서만 가능하다.

4 POINT 생활 패턴의 차이

일반인과 연예인의 생활 패턴에도 차이가 있다. 일반인은 주말이나 공휴일에 운동을 하기 보다는 집에서 쉬거나 여가를 즐기는 편이다. 반면에 연예인은 바쁜 일정 때문에 주중에 운동을 못한다면 쉬는 날에라도 반드시 운동을 한다. 또한 일반인은 사회생활이라는 명분 아래 자기합리화를 시키는 경우가 많다. 하지만 연예인도 똑같이 사회생활을 하는 사회구성원이다. 원만한 대인관계를 유지하기 위해 술자리도 가져야 하고 바쁜 일정에 운동할 시간이 없는 경우도 많다. 특히 불규칙한 스케줄 때문에 오히려 일반인보다 식단을 유지하고 지켜내기에 더욱 어려운 경우가 많다. 그럼에도 불구하고 강한 의지가 있기 때문에 목표를 이루고 아름다운 몸을 유지할 수 있는 것이다.

일반인이든 연예인이든 똑같이 바쁜 일상에 쫓기다 보면 모처럼 맞이하는 쉬는 날에는 누구나 편히 쉬고 많이 먹고 싶은 마음이 간절하다. 다만 연예인은 몸매 관리라는 확고한 목적이 있기 때문에 이러한 욕구를 잘 조절하고 합리적으로 대응할 수 있는 것이다.

당신과 연예인의 차이점 체크 리스트

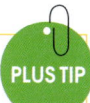

PLUS TIP

당신과 연예인이 다른 가장 큰 이유는 아름다운 몸을 원하는 열정의 정도가 다르다는 것이다. 체크 리스트를 통해 당신의 열정이 얼마나 되는지 평가해보자.

평가 방법

10개 이상 다이어트에 성공할 가능성이 매우 높다.
5~10개 조금만 더 노력하면 상당히 희망적인 결과를 만날 수 있다.
5개 이하 다이어트에 대한 열정을 다시 한 번 다짐하고 아래 항목들을 하나씩 실천하며 다이어트를 진행해보자.

○ 식단을 조절하기 위해 음식의 영양소와 특성에 대해 공부해본 적이 있다.

○ 아무리 배가 고파도 정해진 식사량을 지킨다.

○ 주변에서 고칼로리 음식으로 유혹을 해도 잘 참아낸다.

○ 식단 외에 다른 음식(고칼로리)을 먹을 수밖에 없는 상황에서는 섭취량을 조절한다.

○ 식단을 위해 직접 도시락을 만들고 챙기면서 생활하고 있다.

○ 정해진 운동량과 시간을 꼭 지키려고 노력한다.

○ 운동을 위해 불필요한 약속을 취소한 적이 있다.

○ 2개월 이상 지속적으로 운동을 진행해본 적이 있다.

○ 운동이 힘들어도 운동 후에 느낄 수 있는 상쾌함을 알고 있다.

○ 몸이 많이 피곤해 돌아오는 경우가 생기더라도 일단 피트니스센터에 가고 본다.

○ 평소에 활동량을 높이기 위해 일부러 대중교통을 이용하거나 계단을 이용한다.

○ 불필요한 과식이나 군것질을 피하기 위해 지인들과의 약속은 식사시간을 피해서 잡는다.

○ 장시간 앉아있는 경우 틈틈이 스트레칭으로 몸을 풀어준다.

○ 술자리에서 술을 마시고 안주 대신 물만 마신 적이 있다.

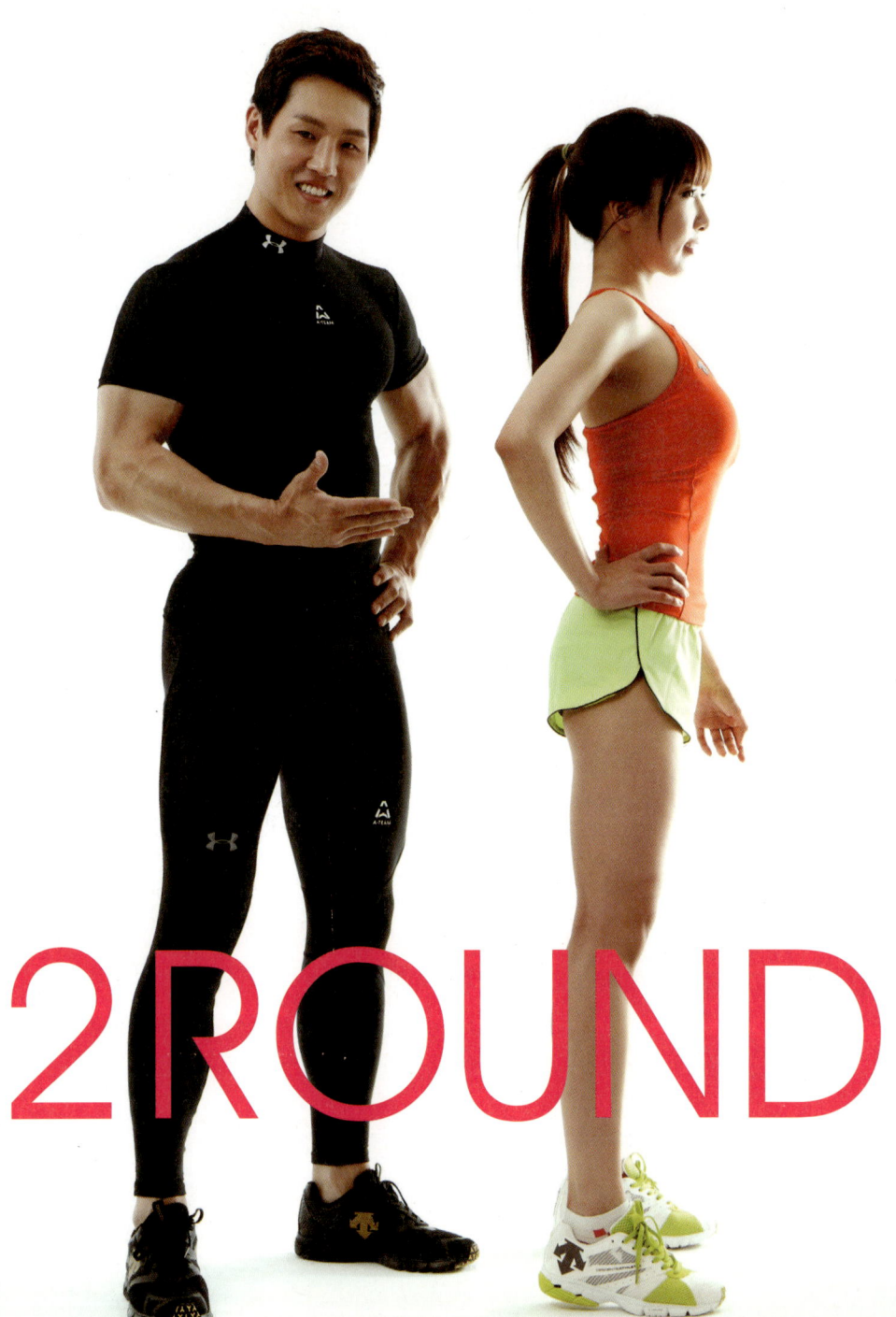

2ROUND

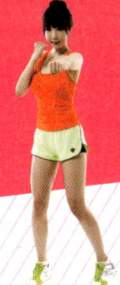

GIRL'S EXERCISE

누구나 살 빠지는
기적의 **4321** 운동법

1 POINT **잘못된 운동법이 몸을 망친다**

체육을 전공한 체육인으로서 피트니스 업계에 종사하고 있지만 현재의 피트니스 시장은 운동의 근본적인 의미와 목적은 배재한 채 지나치게 상업적인 부분으로 치우치는 경향이 강해지고 있다. 그래서 몸짱과 복근이 마치 피트니스의 전부인 양 아이콘이 되어 버렸다. 실제로 내가 운동선수 시절부터 해오던 운동과 현재 인터넷과 책에서 쉽게 접할 수 있는 몸짱 운동법과는 많이 다르다.

많은 사람들이 정석이라고 생각하며 하고 있는 운동법은 트레이닝이라는 큰 범주 안의 일부분인 보디빌딩식 트레이닝 방법이다. 보디빌딩식 트레이닝 방법은 주로 근육 성장에 초점을 맞추고 있기 때문에 이 방법으로만 운동한다면 신체의 기능을 골고루 발달시키는 데 다소 부족한 점이 있다. 특히 보디빌딩식 트레이닝 방법에서는 유산소운동을 심폐능력의 발달이 아닌 체지방 연소를 목적으로 하는 경우가 많다. 따라서 근육의 성장만큼 심폐능력이 발달되지 않아 체력의 밸런스가 깨지기도 한다.

물론 보디빌더처럼 크고 우람한 근육을 만들기에는 합리적인 운동법이겠지만 일반인들이 생각하는 몸짱과 보디빌더의 몸은 큰 차이가 있다. 일반인들이 생각하는 몸짱 정도의 몸은 굳이 고구마와 닭가슴살로만 이루어진 무염식 식단을 유지하며 무리한 웨이트트레이닝을 매일 반복하지 않아도 충분히 만들 수 있다. 그럼 지금부터 진짜 건강한 몸을 만들기 위한 효율적인 운동법을 배워보도록 하자.

2 POINT **오랫동안 몸짱을 유지하고 싶다면**

보디빌딩은 정말 멋지고 훌륭한 예술의 세계라 생각한다. 단 5분의 시간 동안 자기가 뽐낼 수 있는 최고의 몸을 보여줘야 하기 때문에 엄청난 운동량과 식단제한을 꾸준히 해야 한다. 이를 이겨내기 위해서는 사막에서 아무것도 먹지 않고 7일 동안 버틸 수 있을 정도의 정신력이 필요하다. 그렇기 때문에 그 만큼 반발력도 크다.

가장 대표적인 것이 대회 직후의 몸의 변화이다. 다이어트 기간이 끝나면 폭식과 과식으로 금방 체중이 늘고 살이 찌는 경우가 많이 생기는데, 훈련된 보디빌더들은 금방 원상태로 돌아갈 수 있다. 그러나 사회생활을 하는 일반인은(연예인도 포함해서) 지속적으로 보디빌딩식 식단을 유지하기 힘들기 때문에 이러한 요요를 이겨내지 못하고 그대로 포기하는 경우가 많다. 즉, 몸을 극한의 상태까지 훈련시켜 보여주기 위한 목적으로 실시하는 보디빌딩 방식은 당연히 오랫동안 유지하기 힘들다. 그래서 보디빌더는 시즌과 비시즌으로 기간을 분류하여 몸 상태를 다르게 유지한다. 따라서 연예인은 물론 일반인은 프로 보디빌더가 될게 아니라면 자신이 유지할 수 있는 운동량과 식단으로 몸을 만드는 것이 중요하다.

3 POINT 유산소운동이 살 빼는 운동이다?

스포츠의 산업화와 비만인구의 증가로 인해 건강식품과 운동장비 등 다이어트 시장이 폭발적으로 성장하고 있다. 이렇게 다이어트 시장이 커지면서 마케팅 목적으로 잘못된 운동정보들이 많이 만들어지고 있는데, 그 대표적인 예가 바로 유산소운동이다.

유산소운동은 모든 운동의 기본이 되는 운동으로 심폐능력을 발달시킬 목적으로 실시하며, 걷기와 달리기가 가장 대표적이다. 그런데 상담을 해보면 사람들의 90%는 걷기와 달리기를 하는 목적이 심폐기능 향상이 아닌 체지방 연소를 위한 것이라고 답한다.

2000년도 초반부터 대형 피트니스센터들이 생겨나고, 건강을 위한 걷기 운동에 대한 홍보가 각종 언론매체를 통해 급속도로 퍼져 나갔다. 적당한 속도의 속보가 체중을 감량시키고 지방을 연소시키는 데 매우 효과적이라는 내용이 대다수였다. 이로 인해 전국적으로 걷기 열풍이 불었고, 러닝머신 위에서 TV를 보며 걷기운동을 하는 사람들이 피트니스센터를 가득 채웠다. 그 여파로 걷기에 좋다는 전용 신발들도 몇 가지씩 출시되기도 했다.

그런데 가만히 생각해보면 러닝머신이 보급되기 전이나 걷기 전용 신발들이 없던 시절에 비만인구는 훨씬 적었다. 결국 비만인구의 증가에 맞춰 피트니스와 건강산업이 발전하고 각종 업체들이 수익을 창출하기 위해 잘못된 정보를 전달하는 경우가 생기고 있는 것이다. 그렇기 때문에 우리는 더욱 현명하고 합리적인 생각으로 운동에 접근해야 한다. 따라서 진정한 유산소운동을 배우기 위해서는 먼저 몸의 원리부터 이해해야 한다.

유산소운동의 본연의 목적이 심폐능력을 발달시키는 데 있다고 앞에서 설명했다. 그렇다면 왜 다이어트를 위해서 심폐능력을 키워야 할까? 심폐능력은 우리 몸의 대사능력을 결정짓는 가장 기본적이면서 중요한 능력이다. 따라서 다이어트를 시도하는 많은 사람들이 근육량을 늘려 대사기능을 높이려고 한다. 그러나 근육은 기본적인 심폐능력이 갖춰져야 잘 성장할 수 있기 때문에 심폐능력은 다이어트를 위한 필수조건이다.

그런데 몇 달 동안 똑같은 속도와 강도로 유산소운동을 실시한다면 과연 심폐능력이 좋아질까? 물론 전혀 운동을 하지 않았을 때보다는 좋아질 것이다. 그러나 저강도 유산소운동만 하다 보면 유산소운동을 통한 심폐기능의 발달로 얻을 수 있는 장점 중에서 극히 일부분만 얻게 된다.

보통 빠르게 걷기가 다이어트에 좋다는 이론은 우리 몸이 저강도 유산소운동을 할 때 지방을 에너지로 더 많이 쓰고, 고강도 유산소운동에서는 탄수화물을 에너지로 쓰기 때문에 체지방 연소에 효율적이라는 내용이다. 그런데 우리 몸은 운동강도에 따라 에너지원을 다르게 이용하는 ==기계적인 시스템이 아니라 상황에 따라 에너지원을 효율적으로 사용하는 인공 지능적 시스템을 사용한다.== 또, 동일한 조건에서 1시간을 뛰었을 때와 1시간을 걸었을 때에 소모되는 열량의 차이는 2배 이상 난다. 따라서 몸속에 저장되어있는 지방을 분해해 에너지로 쓰는 것이 목적인 다이어트에서는 고열량을 소모하고, 몸속에 저장되어 있는 잉여 칼로리를 빠르게 소모하며, 부족하면 지방을 분해하여 에너지로 써야 하는 것이다. ==결국 1시간을 뛰고, 1시간을 걸었을 때 비슷한 양의 지방이 쓰인다면 열량 소모가 훨씬 큰 달리기가 다이어트에 더 효과적이라는 결론이 나온다.==

고강도 유산소운동의 또 한 가지 큰 장점으로는 바로 회복기 초과산소소모, 즉 에폭시(EPOC, Excess Post-Exercise Oxygen Consumption) 효과를 꼽을 수 있다. 쉽게 설명하면 저강도 유산소운동에서는 규칙적으로 호흡을 유지할 수 있기 때문에 산소와 에너지원들이 정상적인 연소를 하면서 피로물질을 적게 만들어낸다. 하지만 고강도 유산소운동에서는 호흡이 불규칙하기 때문에 산소와 에너지원들이 불완전 연소를 하면서 피로물질들을 많이 만들어내게 된다. 이때 우리 몸은 피로물질을 제거하고 몸을 보호하기 위해 평상시보다 많은 에너지와 산소를 소모하며 몸을 정상 상태로 만들려는 반응을 일으킨다. 그렇기 때문에 고강도 유산소운동을 실시하면 운동 중에도 열량을 많이 소모하고 운동을 끝낸 뒤에도 회복과정에서 추가적인 열량 소모와 대사 증진이 발생하기 때문에 효과적인 다이어트를 할 수 있는 것이다. 이러한 에폭시 효과를 잘 이해했다면 굳이 오랜 시간 유산소 운동을 하는 것만이 효과적인 운동법이 아니란 것을 잘 알 수 있다. 10분을 하더라도 몸에 적당한 피로와 자극을 줄 수 있는 강도 있는 운동이 더욱 효율적인 다이어트 운동법인 것이다.

에폭시 효과는 본인 최대심박수의 80% 이상 되는 강도로 실시했을 때 효과가 가장 좋다. 그렇기 때문에 운동강도에 따라 효과의 차이가 다르게 나타날 수도 있다. 따라서 본인의 몸 상태에 맞는 강도 설정이 중요하다. 사실 스토리온에서 방영했던 〈다이어트 워〉에 출연했을 때도 이러한 에폭시 효과를 사용하여 엄청난 감량 결과를 만들어 내기도 했다. 하지만 운동을 처음 접하는 일반인들은 처음부터 달리기를 할 수 있는 상태가 아니기 때문에 걷기부터 시작하여 천천히 가벼운 러닝, 그리고 고강도 인터벌 트레이닝까지 단계적으로 운동강도를 높여야 한다. 또, 사회생활을 하기 때문에 매일 너무 강한 운동을 반복하면 피로가 누적되어 역효과가 날 수 있으므로 주 2~3회 정도 실시하는 것이 적당하다.

최근 '크로스 핏'이라는 운동이 유행이다. 한계 극복, 커뮤니티, 반복 등 3가지를 모토로 중독성이 강하면서 짧은 시간 동안에 운동효과도 높다(단, 관절은 책임질 수 없다.). 이 운동 역시 에폭시 효과를 노린 고강도 트레이닝이라고 볼 수 있다.

심리학적으로 우리의 뇌는 무언가에 대해서 관심을 갖거나, 반대로 지루해서 관심을 잃거나 둘 중 하나라고 한다. 최근 미국의 한 의과대학에서 운동을 적당히 한 그룹 10명과 고강도운동을 한 그룹 10명을 3개월 동안 지켜본 결과 적당히 한 그룹은 30%만이 남았지만, 고강도 그룹은 70%가 남았다고 한다. 결국 우리 몸은 정신적인 자극이나 신체적인 자극에 더 반응

한다는 사실을 알 수 있다.

자! 이젠 고강도 운동으로 내 생애 마지막 다이어트를 해보자!

3 POINT 이것이 진짜 유산소운동이다!

유산소운동의 강도 설정을 위해서는 개개인의 기본적인 신체능력을 파악해야 하는데, 책을 읽는 대상이 불특정 다수이기 때문에 책을 통해 어떠한 기준을 내리기는 어렵다. 따라서 본인에게 맞는 운동강도를 설정할 수 있는 공식을 통해 운동강도를 설정해 보도록 하자.

운동을 처음 시작하는 사람이라면 시작부터 에폭시 효과를 보기 위해 고강도운동을 실시하기에는 다소 무리가 있을 것이다. 따라서 그 전에 고강도운동을 실시하기 위한 몸 상태를 만드는 것이 순서이다. 먼저 본인 심폐능력의 70% 정도 강도로 유산소운동을 실시하며 기본적인 심폐능력과 근육 및 근신경을 발달시키도록 하자. 70% 강도의 유산소운동도 50% 미만 강도의 걷기보다는 에너지 소모와 체지방 연소가 훨씬 많이 되는 효율적인 운동이다.

> **우리는 바쁘다!**
> **동일한 시간대에 최대의 감량 효과를 내자!**

70% 운동강도를 설정하기 위해서는 먼저 최대심박수(maximal heart rate)를 알아야 한다. 많은 공식들이 있지만 비교적 간단한 공식을 설명하고자 한다. 220에서 나이를 빼는 방식인데, 이 공식의 정확성에 대해서는 여러 가지 의견들이 있다. 하지만 어차피 정확한 측정을 위해서는 복잡한 장비와 수식으로 산출해야 하기 때문에 일반 사람이 가정에서 측정하는 것은 불가능하다. 운동을 오래하여 심폐기능이 발달한 숙련자가 아니라면 어

느 정도 근사치를 알 수 있기 때문에 비교적 쉬운 공식을 사용하도록 하자.

$$최대심박수 = 220 - 나이$$

예를 들어 30세 여자의 경우 220-30=190, 그럼 최대심박수가 190이기 때문에 190×0.70=133이라는 결과가 나온다. 즉, 1분에 133번 정도 심장이 뛰는 강도가 70%라는 결과가 나온다. 심박수를 체크할 때는 기계가 없기 때문에 손목의 요골동맥 부분을 손으로 짚어 심박수를 체크해본다. 10초 동안 몇 번을 뛰는지 체크하고 그 수에 6을 곱하면 1분간의 심박수가 나오게 된다. 일일이 체크하기가 귀찮다면 뛰면서 대화를 하기 힘든 정도의 강도를 유지하며 실시하는 방법을 사용해도 괜찮다.

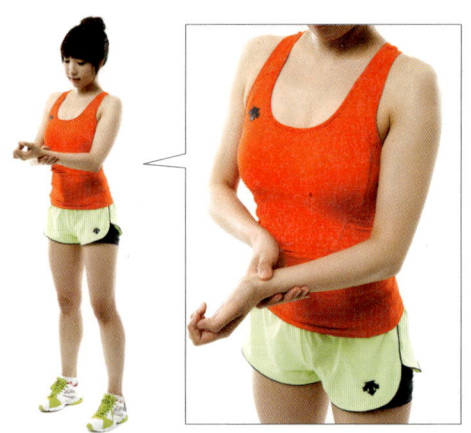

강도를 설정했다면 이제는 목표를 설정해야 한다. 혼자서 운동을 할 때 뚜렷한 목표 설정이 없다면 운동강도가 흐지부지 약해질 확률이 높다. 따라서 시간과 거리를 이용한 목표 설정법을 활용할 것이다. 이 방법은 러닝머신이나 외부에서 하는 모든 운동에 적용이 가능하다.

시간과 거리를 이용한 목표 설정법

1주차
70% 강도로 30분씩 유산소운동을 하며 평균적인 거리를 측정해 본다.

2주차
평균 70% 강도의 속도를 유지하며 측정한 거리에 도달하는 시간을 단축하기 위해 중간 중간 1분씩 5번 80% 강도로 실시한다.

3주차
평균 70% 강도의 속도를 유지하며 측정한 거리에 도달하는 시간을 단축하기 위해 중간 중간 1분씩 10번 80% 강도로 실시한다.

4주차
평균 70% 강도의 속도를 유지하며 측정한 거리에 도달하는 시간을 단축하기 위해 중간 중간 1분씩 10번 80%, 1분씩 2번 90% 강도로 실시한다.

5주차부터는 주마다 목표 거리를 500m씩 늘리며 동일한 시간에 완주할 수 있도록 운동강도를 조절하며 심폐기능을 발달시킨다. 30분 안에 완주할 수 있는 거리를 지속적으로 늘려 가는데, 에폭시 효과를 보기 위해서는 중간 중간 80~90% 이상의 강도로 일정 시간을 달려주어야만 한다. 즉, 목표 거리를 설정하고 도달시간을 단축하기 위해 운동강도를 높이며 에폭시 효과를 극대화시키는 원리를 이용하는 것이다.

많은 사람들이 초콜릿 복근에 열광하고 복근을 만들기 위해 운동을 시작하는 경우가 많다. 그럼 복근만 있는 몸이 건강한 몸일까? 기본적으로 복근은 누구나 가지고 있는 근육이다. 다만 지방에 덮여있어 보이지 않을 뿐이다. 그런데 홈쇼핑 등에서 판매하는 운동기구는 사용만하면 복근을 만들어 줄 것처럼 광고를 하고 있다. 물론 복근을 운동시켜주는 기구이긴 하지만 중요한 정보가 빠져 있다. 바로 유산소운동! 먼저 유산소운동으로 복부의 지방을 없애는 것이 복근을 만들기 위한 첫 번째 운동순서이다.

기적의 효과! 4321 운동법

4321 운동법은 유산소운동과 무산소운동이 결합된 복합운동을 10분간 지속하는 프로그램이다. 4분, 3분, 2분, 1분 등 정해진 시간에 각기 다른 성격의 동작을 반복하며 심박수를 높이고 전신의 근육을 단련한다. 따라서 운동강도가 강해서 운동시간은 10분에 불과하지만 에폭시 효과를 볼 수 있는 효율적인 운동 프로그램이다. 4/4박자 음악에 맞춰 실시하면 더욱 쉽고 재미있게 실시할 수 있다. 또, 4321 운동법을 실시하여 심박수가 올라간 상태에서 추가적으로 부위별 근력운동을 실시하면 에폭시 효과로 인해 체지방을 태우는 데 더욱 큰 시너지 효과를 볼 수 있다.

4321 운동법은 운동 목적에 따라 다양한 구성과 변화가 가능한 프로그램이다. 이번에 소개할 프로그램은 아이돌 걸그룹이 진행했던 플랜이다.

걸그룹이 진행했던 4321 운동법

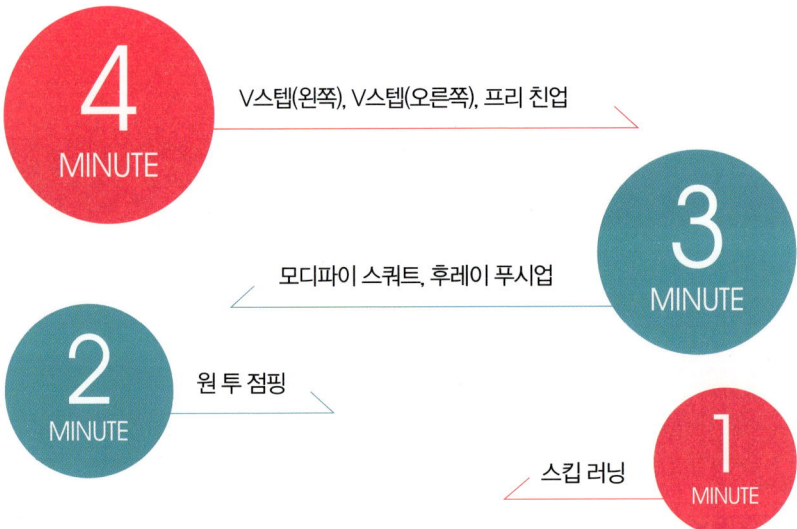

4 MINUTE — V스텝(왼쪽), V스텝(오른쪽), 프리 친업

3 MINUTE — 모디파이 스쿼트, 후레이 푸시업

2 MINUTE — 원 투 점핑

1 MINUTE — 스킵 러닝

V스텝(좌·우) V STEP

운동효과 ≫ 이 운동은 가볍게 리듬을 타며 심박수를 천천히 올려주는 워밍업 동작
으로 다리의 지구력을 기르는 데 도움을 주는 유산소운동이다.

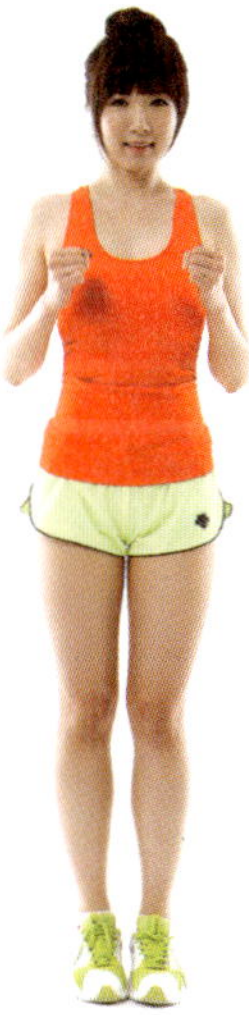

1

두발을 모으고 선 상태에서 양
손을 가슴 높이까지 올린다.

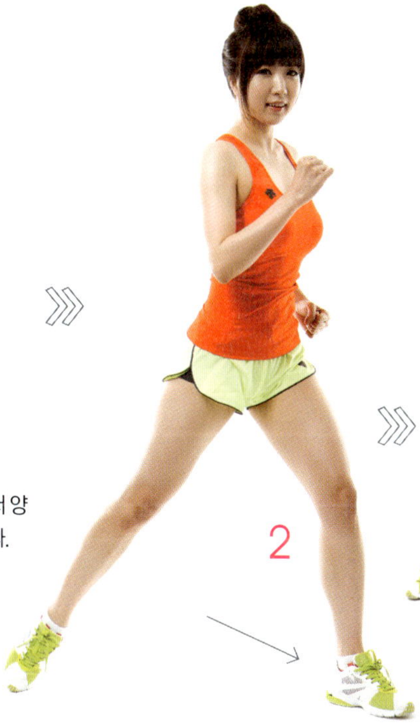

≫

2

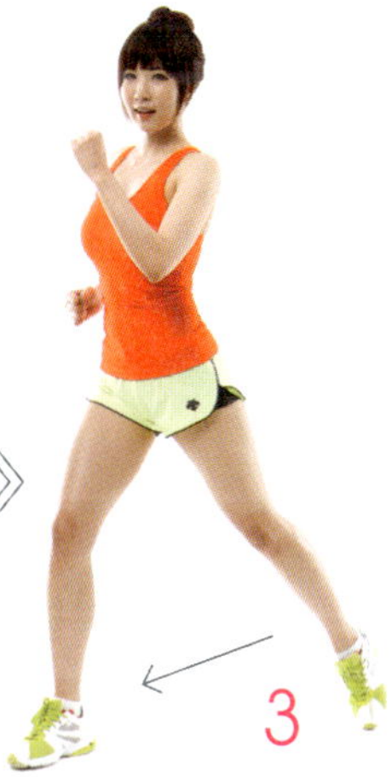

≫

3

한쪽 발씩 차례대로 V자 형태를 그리며 움직이는 동작이다. 먼저 왼발부
터 움직이는 동작을 1분, 그 다음 오른발부터 움직이는 동작을 1분 등 총
2분 동안 진행한다.

CAUTION

프로그램의 시작 동작으로 운동의 전체적인 리듬과 박자를 익히는 동작이다. 따라
서 너무 빨리 진행하게 되면 프로그램 전체의 속도가 너무 빨라져 10분을 완벽히
진행하기 어려워진다. 4/4박자에 맞춰 리듬을 타며 움직이는 것이 좋다.
♪ **추천음악** 소녀시대 "Oh!"

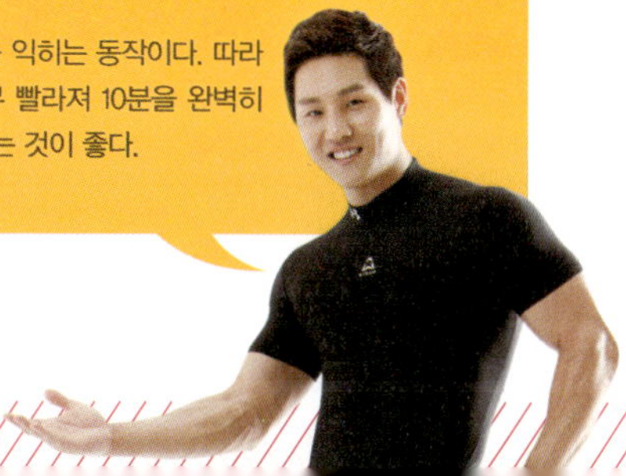

 **4**
MINUTE

프리 친업 FREE CHIN-UP

운동효과 ≫ 이 운동은 쉬운 동작을 여러 번 반복하여 어깨와 팔, 그리고 등 근육을 발달시켜주는 유산소성 근력운동이다.

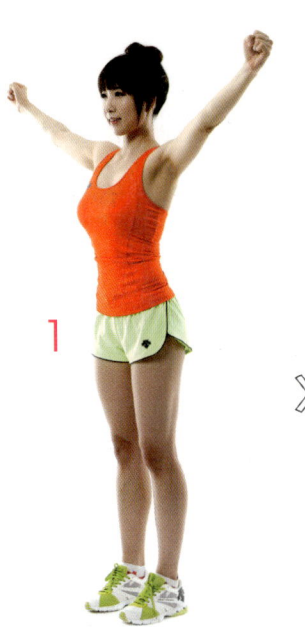

1

양발을 어깨너비로 벌리고 양팔을 쭉 뻗은 상태로 V자로 넓게 벌린다.

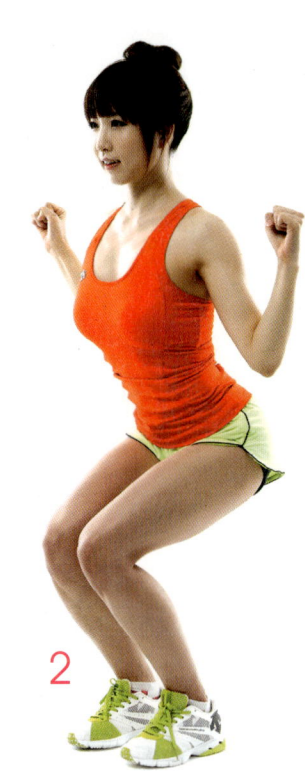

2

호흡을 내쉬며 무릎을 살짝 굽히고 양팔을 당겨 몸통 쪽으로 붙인다. 리듬을 타며 2분 동안 반복하여 등과 어깨, 팔 근육에 긴장을 느낀다.

CAUTION

무릎이 발끝보다 너무 많이 나오게 되면 체중이 무릎관절에 실려 동작을 지속하기 어렵고 부상이 생길 수 있다. 엉덩이를 가볍게 뒤로 빼며 체중이 허벅지와 엉덩이에 실리도록 주의하며 실시한다.

 **3** MINUTE

모디파이 스쿼트 MODIFY SQUAT

운동효과 » 이 운동은 스쿼트의 변형 동작으로 허벅지 앞쪽과 뒤쪽, 그리고 엉덩이 근육을 동시에 발달시키는 고강도 근력운동이다.

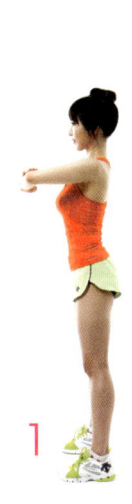

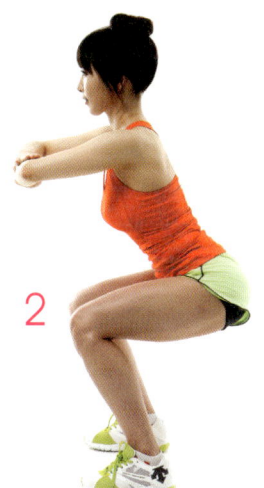

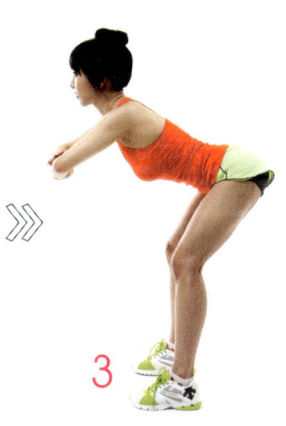

1
양발을 어깨너비로 벌린 상태에서 양팔은 팔짱을 낀다.

2
호흡을 내쉬면서 가슴을 펴고 허리를 곧게 세운 상태를 유지하고, 엉덩이를 뒤쪽으로 빼며 무릎 높이까지 앉는다.

3
호흡을 멈춘 상태로 다리를 고정시킨 채 엉덩이를 들어 허벅지 뒤쪽 근육에 강한 긴장을 느낀다.

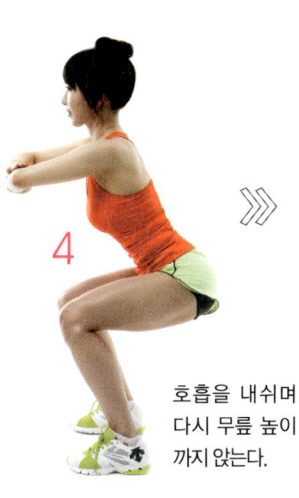

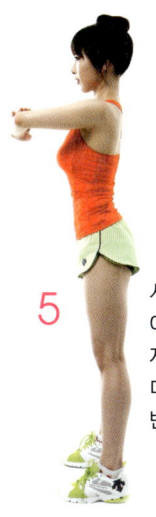

4
호흡을 내쉬며 다시 무릎 높이까지 앉는다.

5
시작자세로 돌아간다. 호흡과 자세에 유의하며 1분 30초간 반복한다.

CAUTION
동작 중에 허리가 구부러지면 목표로 하는 부위에 정확한 자극을 줄 수 없기 때문에 항상 곧게 편 상태가 유지되도록 주의한다.

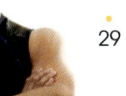

3 MINUTE 후레이 푸시업 HOORAY PUSHUP

운동효과 ≫ 이 운동은 변형된 팔굽혀펴기 동작으로 상체 근육인 가슴, 어깨, 팔 근육을 한 번에 발달시켜 준다. 무릎을 대고 진행되기 때문에 근력이 약한 여성들도 쉽게 따라 할 수 있는 근력운동이다.

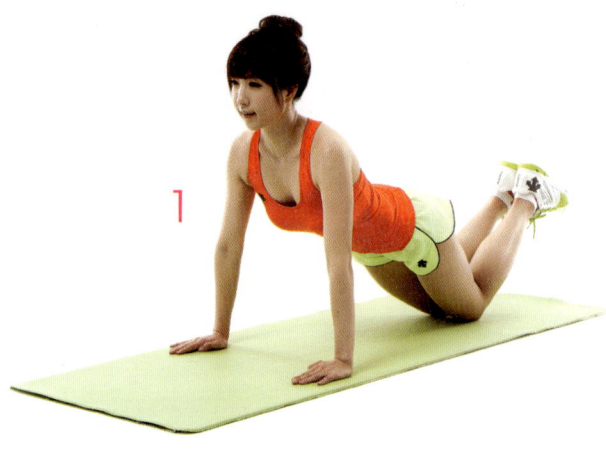

무릎을 바닥에 대고 팔굽혀펴기 자세를 잡는다. 이 때 엉덩이와 몸통은 일자 형태로 유지하고 양팔은 가슴 옆쪽에 위치시킨다.

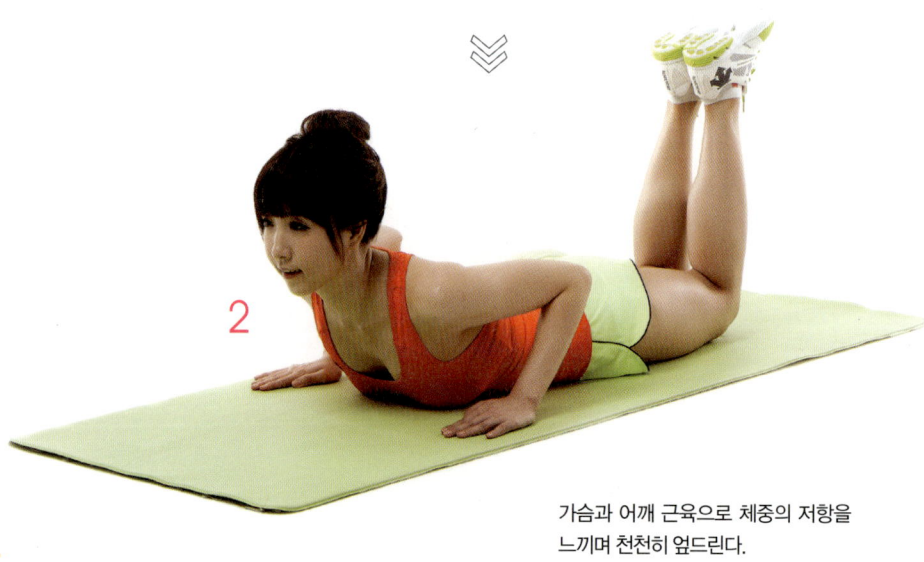

가슴과 어깨 근육으로 체중의 저항을 느끼며 천천히 엎드린다.

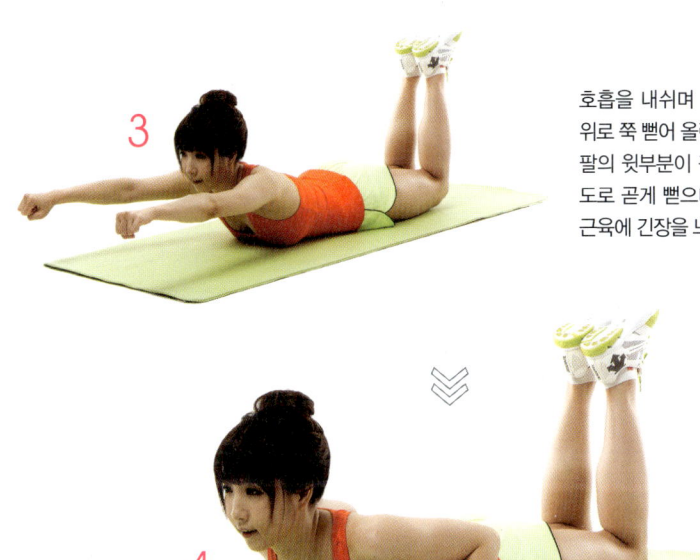

3

호흡을 내쉬며 양팔을 머리 위로 쭉 뻗어 올린다. 이때 양 팔의 윗부분이 귀에 닿을 정 도로 곧게 뻗으며 팔과 어깨 근육에 긴장을 느껴야 한다.

4

다시 호흡을 들이마시며 양팔을 가슴 옆쪽으로 이동시킨다.

5

호흡을 내쉬며 양손바닥으로 바닥을 밀어내며 가슴 근육 을 이용해 몸통을 일으켜 세 우고 시작자세로 돌아간다. 호흡과 자세에 유의하며 1분 30초간 반복한다.

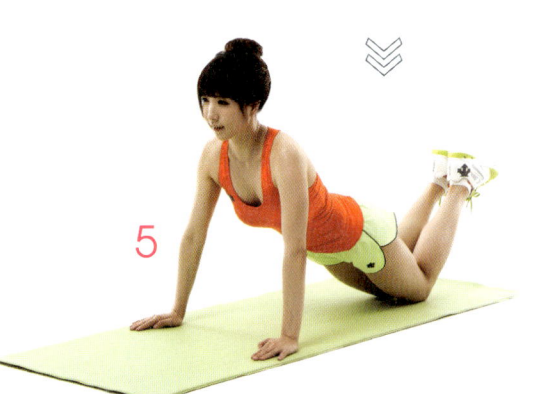

CAUTION

엉덩이가 뒤쪽으로 많이 빠져 있으면 운동효과를 보기 어렵다. 몸통이 항상 일자 형태를 유지하도록 주의한다.

원 투 점핑 ONE TWO JUMPING

운동효과 》 이 운동은 가벼운 스텝에 복싱동작을 결합하여 만든 운동으로 팔뚝에 있는 군살을 제거하는 데 탁월한 효과가 있다. 누구나 쉽게 따라 할 수 있는 유산소 성 운동이다.

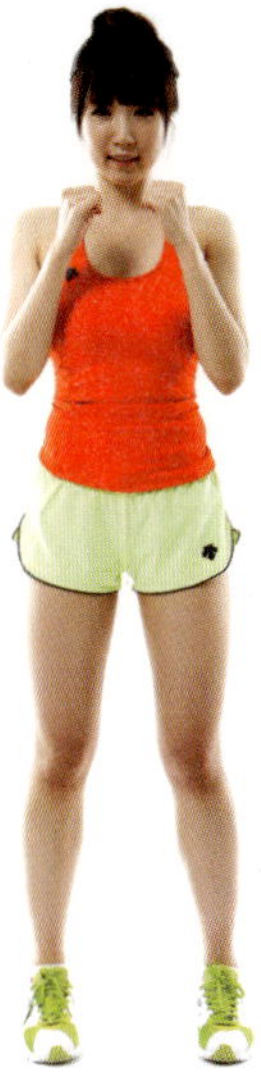

1

양발을 어깨너비 정도로 벌리고 양팔은 굽혀서 가슴 옆쪽에 붙인 상태를 유지한다. 주먹을 가볍게 쥐고 턱 앞에 놓는다.

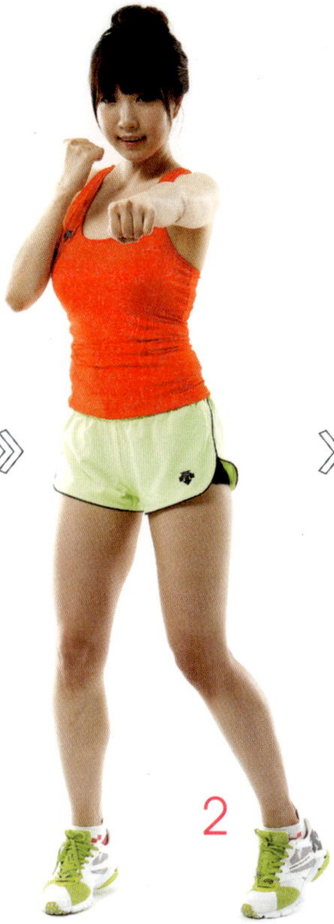

2

왼발을 살짝 앞으로 뛰어주며 왼주먹을 정면으로 곧게 뻗는다. 주먹을 뻗을 때 호흡을 내쉬고 리듬을 탄다.

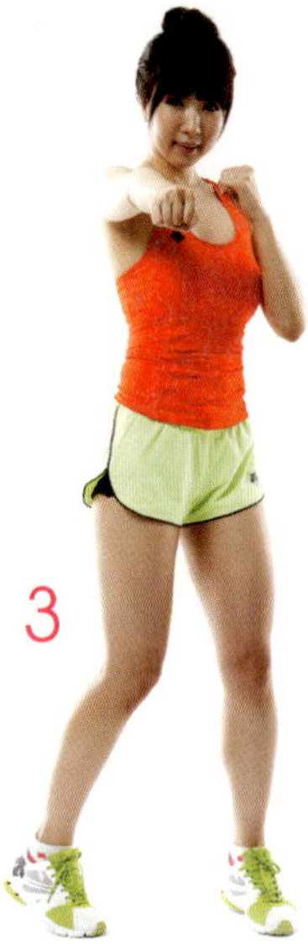

3

다시 원 상태로 돌아오며 반대쪽도 똑같이 실시한다. 쉼 없이 2분간 연속으로 반복한다.

CAUTION

팔의 뻗을 때 팔의 위치가 항상 가슴보다 높게 위치하고 있어야 어깨와 팔 근육에 자극을 줄 수 있으므로 팔의 위치를 항상 신경 쓰도록 한다.

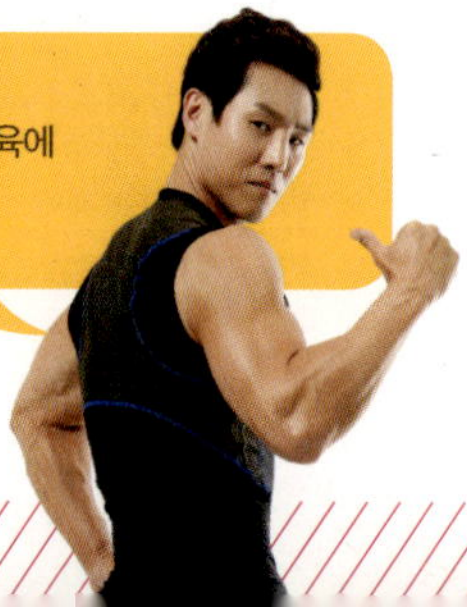

스킵 러닝 SKIP RUNNING

운동효과 ≫ 이 운동은 하체 근육의 긴장을 풀어줄 수 있고 누구나 쉽게 따라 할 수 있는 가벼운 유산소운동으로 쿨다운 목적으로 실시한다. 몸을 격하게 움직였기 때문에 가벼운 동작으로 불안전 휴식을 유도하며 마지막까지 체지방 연소를 시키기 위한 동작이다.

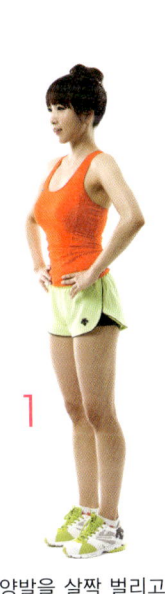

1

양발을 살짝 벌리고
양손을 허리에 댄다.

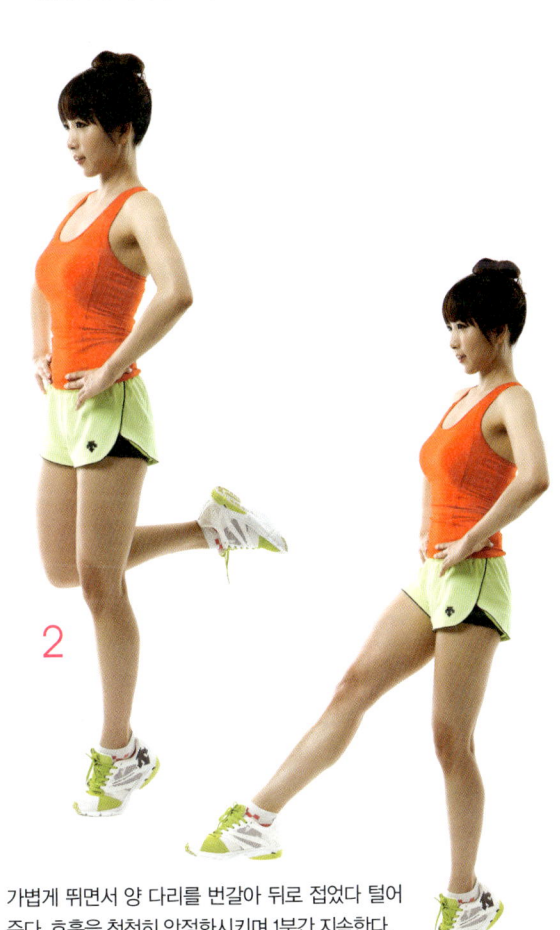

2

가볍게 뛰면서 양 다리를 번갈아 뒤로 접었다 털어
준다. 호흡을 천천히 안정화시키며 1분간 지속한다.

CAUTION

몸이 많이 지쳐있는 상태에서 뛰는 동작을 실시하기 때문에 긴장을 풀면 발목부상
을 입을 수 있다. 마지막까지 긴장을 풀지 말고 정확한 자세를 유지하도록 한다.

33

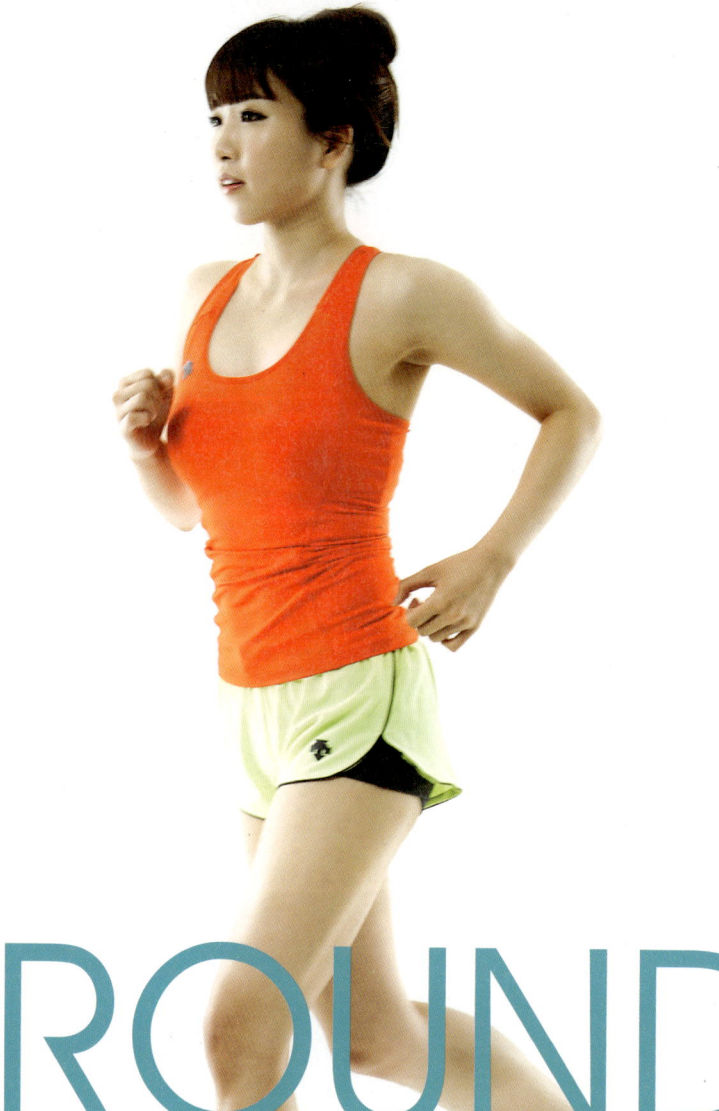

3 ROUND

한 방에 해결!
여성들의 **다이어트**
고민 TOP 3

1 POINT 여자들의 몸은 여자가 더 잘 안다?

천만의 말씀이다. 여자들이 고민하는 부위와 심층적인 부분들은 여자들끼리 공감할 수 있다. 하지만 고민 부위를 아는 것과 그 부위의 해결 방법, 그리고 실천하는 것은 다른 문제이다.

피트니스센터에서 여자 트레이너나 여자 보디빌더에게 트레이닝을 받아 본 경험이 있을 것이다. 물론 만족스러워 하는 여자들도 있겠지만 대다수 는 남자 트레이너로 교체하는 경우가 많다. 그리고 '저를 보디빌더로 만들 려고 해요.'라고 불만을 토로하기도 한다.

아는 것이 많아지면 절제가 필요한 법! 우리에게는 몸의 라인이 아름답 게 보이는 '절제된 미'가 필요하다.

2 POINT 하체비만 해결하기

10~30대 젊은 여성들이 가장 고민하는 부분이 바로 하체비만이 다. 하체비만이 되는 원인 중 하나는 에스트로겐이라는 여성호르몬이다. 에스트로겐은 여성으로서의 신체적 성숙과 배란 등 여성에게 꼭 필요한 역 할을 하는 호르몬이다. 그러나 지방세포를 증가시키고 허벅지나 엉덩이, 하복부에 지방을 응집시키는 성질이 있다. 그렇기 때문에 남성보다 에스트 로겐이 많이 분비되는 여성은 하체비만이 생길 확률이 높다.

또, 남자에 비해 비교적 장시간 책상에 앉아있는 시간이 많은 여성은 잘 못된 자세로 인하여 골반이 틀어질 수 있다. 골반은 골격의 중심이기 때문 에 골반이 틀어지면 전체적인 골격 상태가 불균형해지고, 중력으로부터 이 러한 불균형을 보완하기 위해 골반 주변의 근육과 인대들이 과도하게 긴장 하게 된다. 이러한 긴장 상태가 지속되면 체액 순환이 방해를 받기 때문에 골반 주변의 대사기능이 떨어져 엉덩이와 허벅지에 과도한 지방이 쌓이며 하체비만으로 진행될 수 있다.

한편 식단에서도 그 원인을 찾을 수 있는데, 인스턴트 식품과 기름기가 많은 음식을 많이 접하는 여성은 하체비만 위험에 더욱 노출되어 있다. 특히 고지방 식품과 인스턴트 식품에 들어있는 식품첨가제나 호르몬 대사에 혼란을 주는 HFC(고과당콘시럽) 등의 물질들 때문에, 적은 양이라도 지속적으로 섭취하게 되면 여성호르몬이 과도하게 분비되어 갑작스럽게 하체에 살이 찌는 경우가 생기기도 한다. 특히 10~30대 여성은 여성호르몬 분비가 활발한 시기이기 때문에 더욱 주의해야 한다. 그밖에 피임약이나 피부약 등 호르몬의 불균형을 초래할 수 있는 약물을 장기간 복용하는 것도 하체비만을 일으킬 수 있다.

어떠한 이유에서도 하체에 과도하게 지방이 붙어 하체비만 형태가 되면 해결하기가 쉽지 않다. 왜냐하면 다이어트를 진행하며 운동과 식단을 적용했을 때 몸 전체의 지방이 에너지로 전환되어 연소가 되기 때문이다. 결국 특정 부위의 운동을 열심히 한다고 해서 그 부위의 지방을 쓰는 것이 아니라 몸 전체의 지방을 골고루 사용하기 때문에 지방이 빠져도 불균형한 비율은 유지되는 것이다. 하체비만으로 고민하는 여성의 대부분이 다른 곳은 빠지는데 하체만 안 빠진다고 생각하는데, 하체에 있는 지방도 분명히 빠진다. 다만 원래 다른 곳보다 지방이 많았기 때문에 상대적으로 덜 빠진 것처럼 느껴질 뿐이다.

현명하고 똑똑하게 운동하기

일반적으로 여성들이 하체운동을 꺼리는 이유는 다리가 두꺼워질 거라고 생각하기 때문이다. 하체운동을 했을 때 다리가 두꺼워진다는 느낌을 받는 이유는 근육운동을 하면 일시적으로 하체근육에 혈액이 몰려 펌핑 현상이 일어나기 때문이다. 이때 젖산이라는 피로물질이 분비되면서 이 물질 때문에 근육에 통증이 오며 다리가 굵어진 느낌을 받게 된다. 하지만 이것은 운동을 처음 시작할 때 오는 일시적인 현상이다. 꾸준히 반복하다 보면 불필요한 지방들이 없어지며 전보다 훨씬 탄력 있고 날씬한 다리를 만들 수 있다.

우리 몸의 상체 근육은 남성호르몬의 영향을 많이 받는 반면 하체 근육은 여성호르몬의 영향을 많이 받는다. 그렇기 때문에 여성은 상체 근육보다 하체 근육이 발달하기 쉽다. 그래서 너무 장시간 과도한 운동을 하게 되면 불필요한 근육들이 생겨 다리라인을 망가트릴 수 있다.

한 부위의 운동시간은 40분을 넘기지 않고 정확한 자세로 충분히 자극을 줄 수 있는 강도로 실시하는 것이 효과적이다. 결국 몸 전체의 지방을 사용하기 때문에 꾸준히 운동을 하면 비교적 하체의 지방을 더 쓰게 되고 결과적으로 아름다운 비율을 찾을 수 있다.

스티프 레그드 데드 리프트
STIFF LEGGED DEAD LIFT

운동효과 ≫ 이 운동은 변형된 데드 리프트 동작으로 허벅지 뒤쪽부터 엉덩이까지의 탄력과 골반라인을 만드는 데 아주 효과적이다.

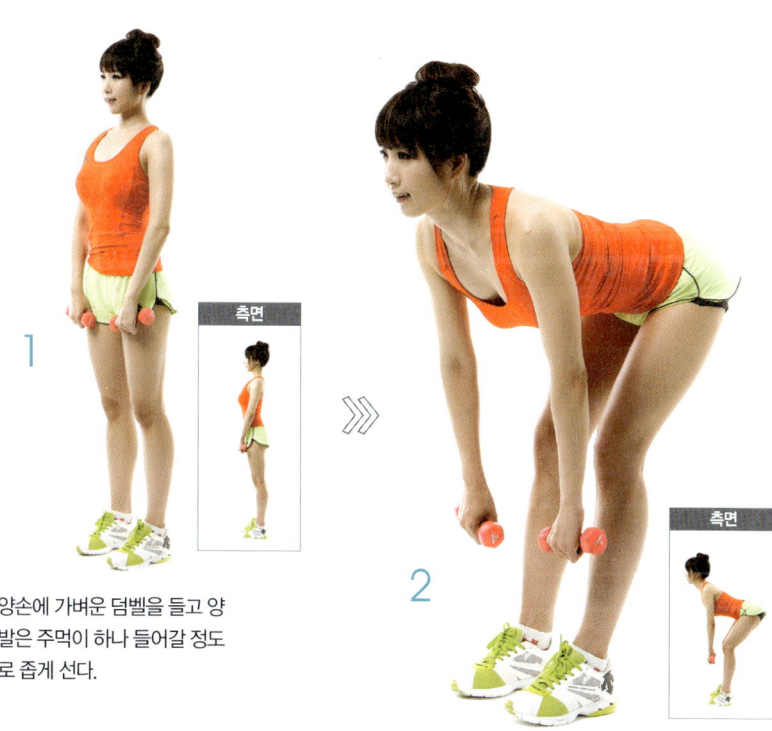

1

양손에 가벼운 덤벨을 들고 양발은 주먹이 하나 들어갈 정도로 좁게 선다.

2

시선은 정면을 유지한 채로 무릎을 살짝 굽히고 엉덩이를 뒤쪽으로 밀어내며 허리를 숙인다. 이때 양발은 바닥에 완전히 밀착시킨 상태를 유지해야 하며, 허리는 곧게 편 자세로 최대한 엉덩이를 멀리 밀어내며 허리를 천천히 숙여야 한다. 허벅지 뒤쪽의 근육이 당겨지는 느낌을 최대한 느끼고 호흡을 내쉬며 천천히 시작자세로 돌아간다.

CAUTION

허리가 굽혀지게 되면 허벅지 뒤쪽의 근육을 긴장시킬 수 없다. 발바닥을 바닥에 붙이고 다리 전체와 엉덩이를 최대한 뒤쪽으로 밀어낸다는 느낌으로 동작에 집중하면서 허벅지 뒤쪽 근육을 최대한 긴장시켜야 한다.

바른 자세 유지하기

여성은 자세가 틀어질 수 있는 환경에 많이 노출되어 있다. 첫 번째는 오래 앉아있는 습관이다. 우리나라는 학창시절 평균 8시간 이상 앉아있는 환경 인데다, 학업이 끝난 후에도 여성의 취업활동은 사무직이 대부분이기 때문 에 하루 중에 앉아있는 시간이 가장 길다. 또, 현대에는 여성도 장시간 운 전을 하는 경우도 많아지고 있다.

문제는 이러한 긴 시간을 앉아있는 환경에서 편한 자세를 만들기 위해 다 리를 꼬고 한쪽 팔로 몸을 지탱하는 등 안 좋은 습관들을 만들게 된다는 것 이다. 특히 치마를 즐겨 입는 여성은 앉아있는 동안 노출을 막기 위해 어쩔 수 없이 다리를 꼬거나 가지런히 모아서 옆으로 꺾는 등의 자세를 많이 할 수 밖에 없다. 이러한 상황 속에서 자신도 모르게 취하는 자세들 때문에 골 반의 틀어짐이 발생할 수 있다. 이밖에도 굽이 높은 구두를 신는 것, 한쪽 어깨로만 가방을 메는 습관 등 많은 위험성에 노출되어 있다.

이러한 상황 속에서 바른 자세를 유지하기 위해서는 중간 중간 스트레칭과 바로 서기, 바른 보행법 등이 필요하다. 1시간을 앉아있을 경우 10~15분 정도는 스트레칭을 해주며 근육을 이완시켜주는 것이 좋다.

서 있을 때는 자신의 체중이 양발에 균등하게 실려 있는지 체크하고, 등 이나 허리가 구부정하지는 않는지도 확인해야 한다. 걸음을 걸을 때는 한쪽 다리에 과도하게 체중이 실리지는 않는지, 양발의 보폭은 일정한 지, 발은 11자 형태로 곧게 바닥에 접지하는지를 체크하며 자세에 신경 을 쓰면서 걸어야 한다.

이러한 규칙들을 지키며 일상생활을 하기 위해서는 근력이 꼭 필요하다. 2족 보행을 하는 우리는 중력의 저항에 항상 대응해야 하기 때문에 다리의 근력이 약하면 중력에 저항하기가 힘들어져 자세가 많이 흐트러지게 된다. 또, 허리와 등 근육이 약한 상태에서 장시간 앉아있게 되면 자세가 망가질 수밖에 없다. 그렇기 때문에 평소에 근력운동을 통해 전신의 근력을 기르고 바른 자세를 유지하는 것이 가장 좋은 방법이다.

PLUS TIP

골반 건강 자가진단법

- 치마나 바지가 잘 돌아갈 때
- 배꼽이 허리라인의 중심에서 벗어나 있을 때
- 엉덩이의 좌우 대칭이 맞지 않을 때
- 신발 밑창의 닳은 부분과 면적 등이 다를 때
- 의자에 양발을 가지런히 하고 앉았을 때 허벅지 부분의 높낮이가 다를 때
- 다리를 양쪽 다 번갈아 꼬고 앉았을 때 한쪽 다리가 부자연스럽고 잘 꼬아지지 않을 때
- 거울을 봤을 때 어깨의 높낮이가 다를 때
- 오다리(다리가 심하게 휜 상태)나 X자 모양의 다리로 변형되어 갈 때
- 하체비만이나 다리가 잘 부을 때(하체부종이 심한 경우)
- 전신거울 앞에 서서 체형을 보았을 때 엉덩이뼈가 옆으로 나와 있을 때
- 다리의 힘을 빼고 편안하게 누워있는 상태에서 양발이 모아지는 각도가 서로 다를 때

균형 잡힌 골반을 위한 생활 습관

- 방바닥에 앉을 때 양발을 옆으로 모아서 앉는 것은 피한다.
- 의자에 앉을 때 다리를 꼬아서 앉는 자세와 등을 구부리고 앉는 자세는 피한다.
- 가방을 한쪽으로만 메지 않는다.
- 하이힐은 가급적 자주 신지 않는 것이 좋고, 걸음걸이가 너무 요란스럽지 않도록 한다.
- 잘못된 수면자세는 고친다(엎드려서 자거나 한쪽 방향으로만 잠을 자는 것).
- 한쪽으로 무게중심이 기울게 오래 서 있지 않는다.
- 의자 끝자리에 엉덩이를 걸치고 등을 기대지 않는다.
- 무릎을 세우고 등을 구부리고 앉지 않는다.
- 무릎을 꿇은 상태에서 다리를 벌리고 앉지 않는다.
- 너무 푹신한 요나 침대를 사용하지 않는다.

골반 스트레칭 PELVIS STRETCH

하루 20분 골반 스트레칭을 통해 하체비만으로부터 점점 벗어날 수 있다면 그 시간은 전혀 아깝지 않을 것이다. 하루 20분의 시간도 아깝다고 생각한다면 매끈하고 예쁜 다리를 가질 자격이 없음을 분명히 짚고 넘어가야 하겠다.

에이팀에서 제안하는 골반 스트레칭은 단순 동작을 반복하기 보다는 주차별로 나누어 난이도를 조금씩 높여가는 방식으로 진행된다. 1주차는 골반 주위의 근육을 이완시키고 유연성을 기르기 위한 기초 단계로 비교적 쉬운 스트레칭 방법으로 진행된다. 2주차는 1주차에 비해 고난이 동작을 요하며, 근육 이완 및 유연성 향상뿐만 아니라 골반 부위를 오픈하여 좌우 대칭 비례를 맞추어 나가기 위한 동작들로 구성되어 있다.

1 WEEKS

Easy 골반 스트레칭

골반 주위의 근육을 이완시키고 유연성을 기르기 위한 기초 단계이다.

Easy 골반 스트레칭 1　**자극 부위** ▶▷ 중둔근, 대둔근

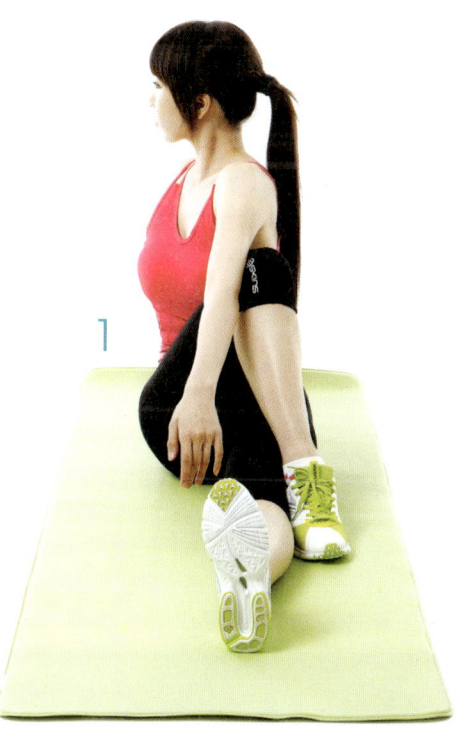

1

오른쪽 다리를 왼쪽 다리 위로 엇갈려서 올리고 오른손은
체중을 지지한다. 왼쪽 팔꿈치를 이용해 오른쪽 무릎 바깥
쪽에 가져다 대고 몸을 튼다는 느낌으로 왼팔을 밀어준다.

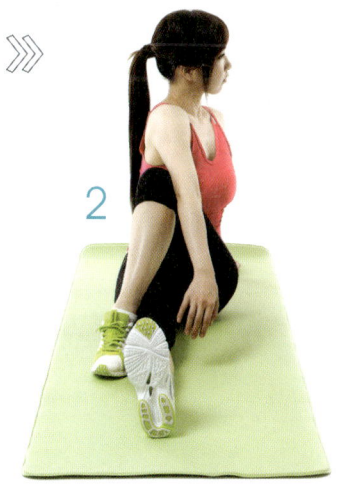

2

반대쪽도 같은 방법으로 반복한다.

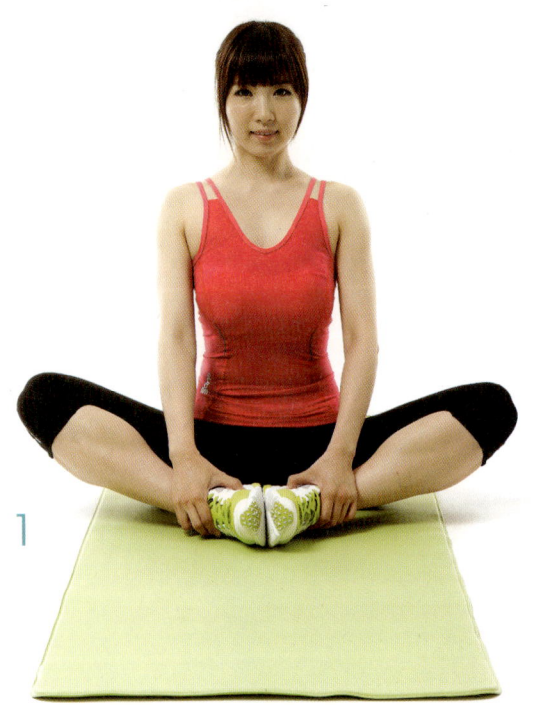

1

양 다리를 펴고 허리를 세워 앉는다. 양 다리를 접어 몸 쪽
으로 다이아몬드 모양을 만들며 서서히 당긴다. 당길 때
손은 발을 잡고 허리를 세워준다.

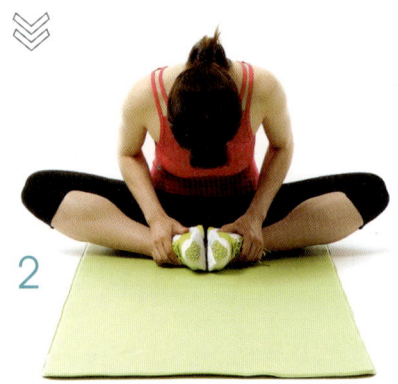

2

양쪽 팔꿈치로 양쪽 허벅지를 눌러
주며 앞으로 숙여 스트레칭 한다.

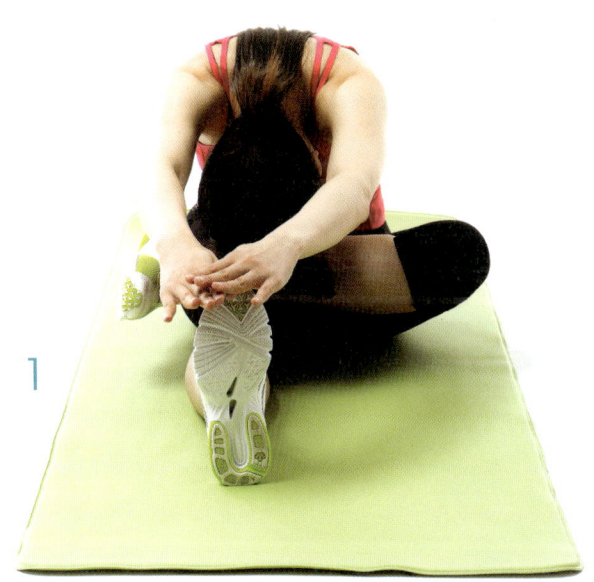

1

양 다리를 펴고 허리를 세워 앉는다. 왼발을 오른쪽 무릎 위쪽으로
올리고, 손은 펴진 오른발 끝을 잡고 앞으로 숙여 스트레칭 한다.

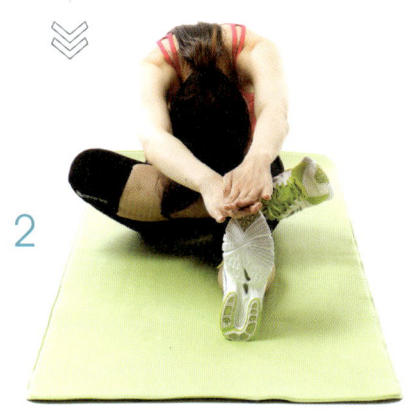

2

반대쪽도 같은 방법으로 반복한다.

45

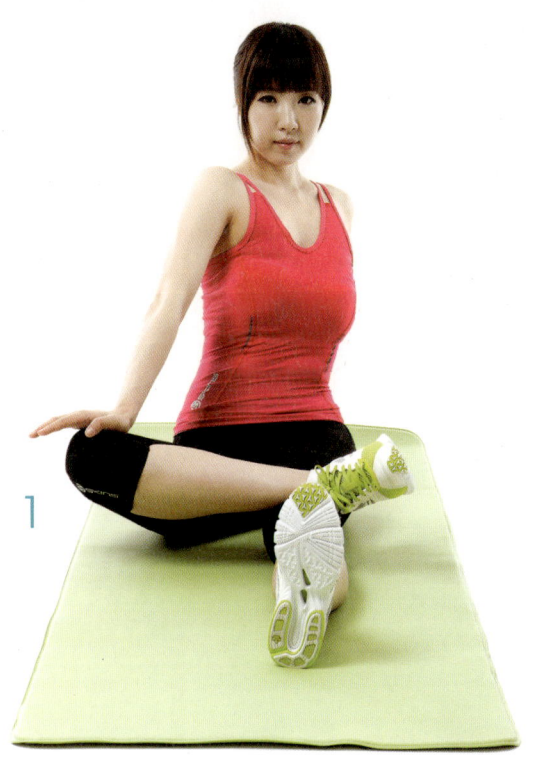

1

양 다리를 펴고 허리를 세워 앉는다. 오른발을 왼쪽 무릎
위로 올리고, 오른손으로 오른쪽 무릎을 지긋이 눌러주어
스트레칭 한다.

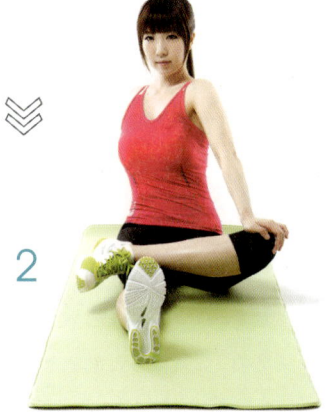

2

반대쪽도 같은 방법으로 반복한다.

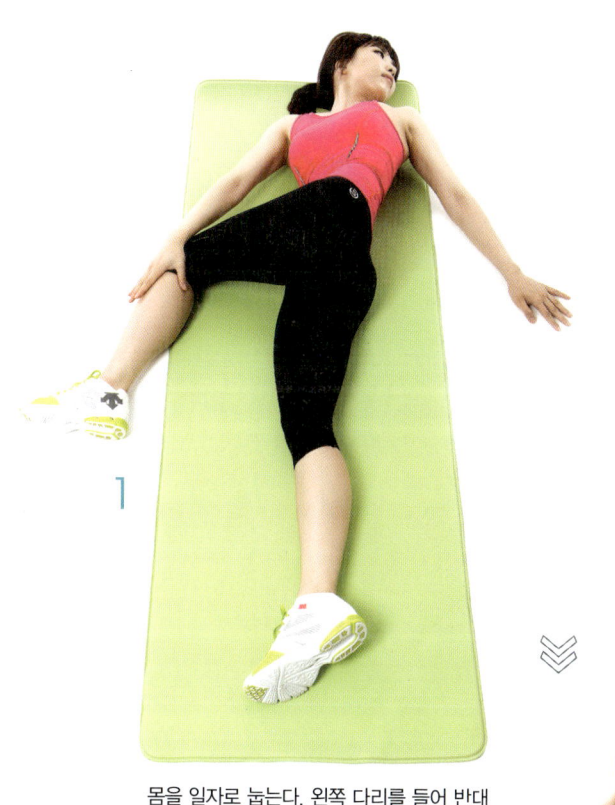

1

몸을 일자로 눕는다. 왼쪽 다리를 들어 반대
방향으로 90도 틀어 바닥에 고정하고, 오른
손은 왼쪽 무릎을 잡고 스트레칭 한다.

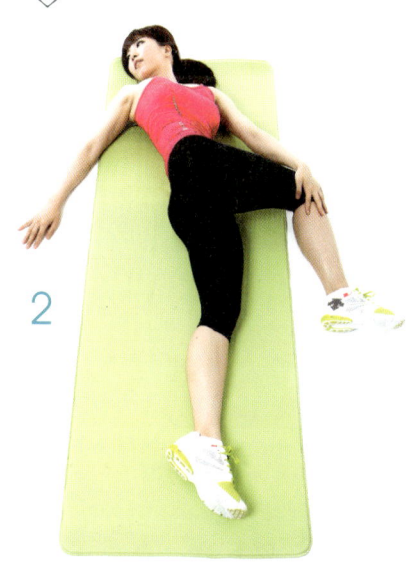

2

반대쪽도 같은 방법으로 반복한다.

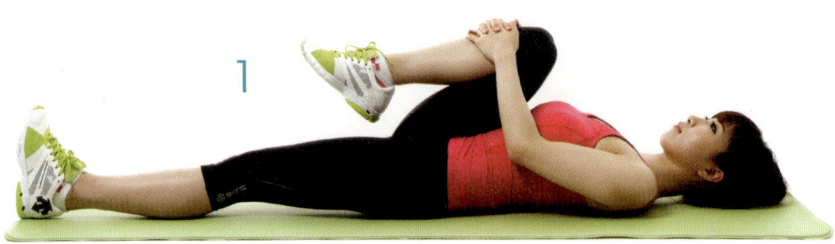

1

양 다리를 펴고 일자로 눕는다. 오른쪽 다리를 접어 가슴 쪽으로 당기고, 양손은 깍지를 끼어 오른쪽 무릎을 잡고 당겨준다.

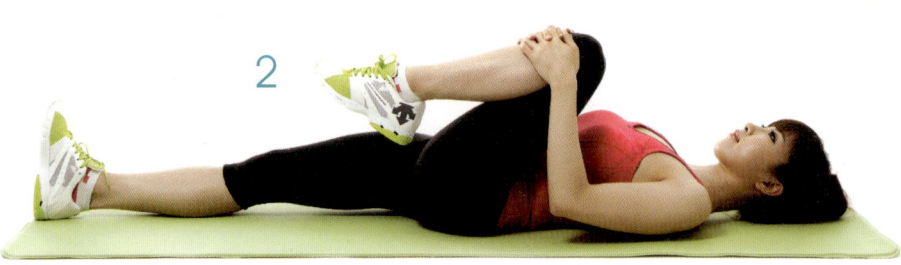

2

반대쪽도 같은 방법으로 반복한다.

2 WEEKS

Hard 골반 스트레칭

1주차 동작을 업그레이드 시켜 난이도 높은 스트레칭을 실시하며, 근육 이완 및 유연성 향상뿐만 아니라 골반 부위를 오픈하여 좌우 대칭 비례를 맞추어 나가기 위한 단계이다.

Hard 골반 스트레칭 1   자극 부위 ▶▷ 내측광근, 봉공근

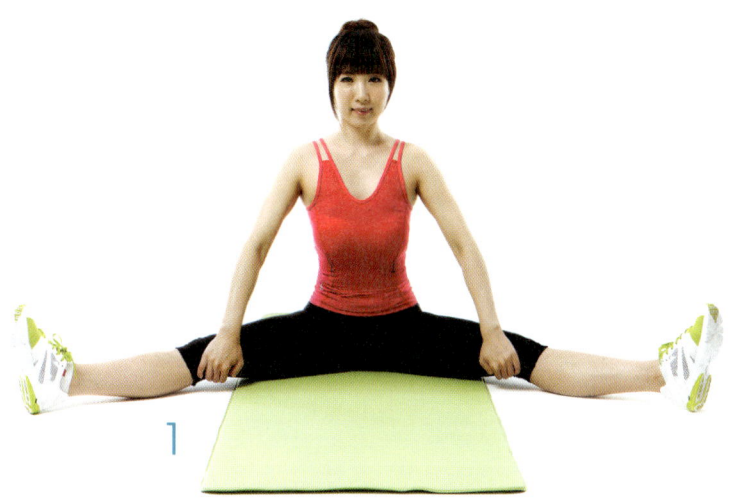

1

양 다리를 펴고 허리를 세워 앉는다. 양 다리를 양쪽으로 최대한 벌리고, 손은 무릎이 뜨지 않도록 잡고 눌러준다.

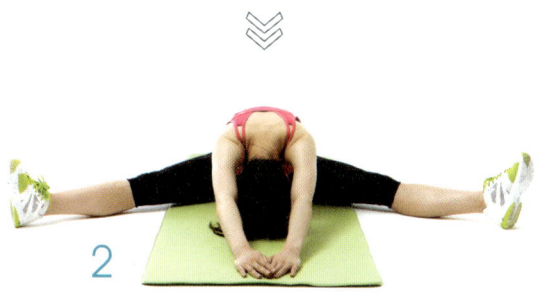

2

양손을 앞으로 뻗어 허리를 숙여 스트레칭 한다.

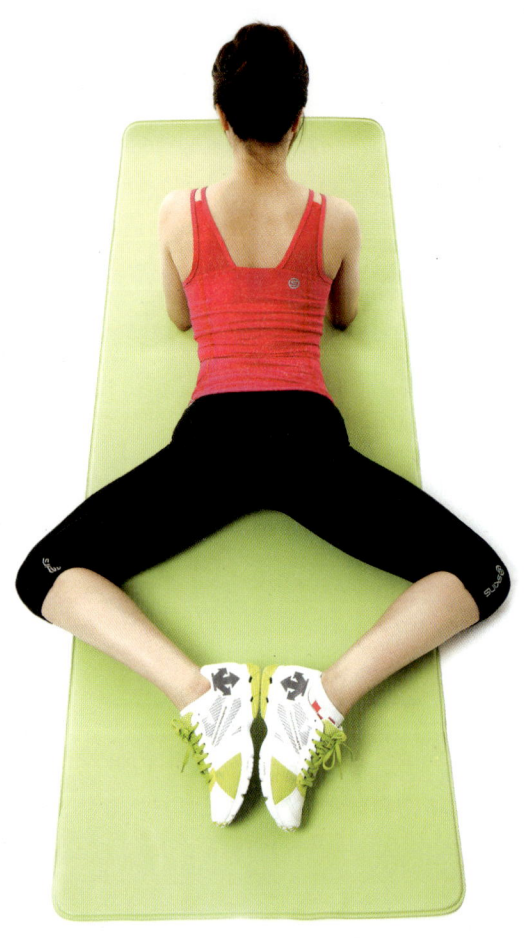

양 다리를 펴고 엎드린다. 양 팔꿈치를 바닥에 대고 상체를 살짝 들고, 양 발바닥을 붙여 엉덩이 쪽으로 당긴다.

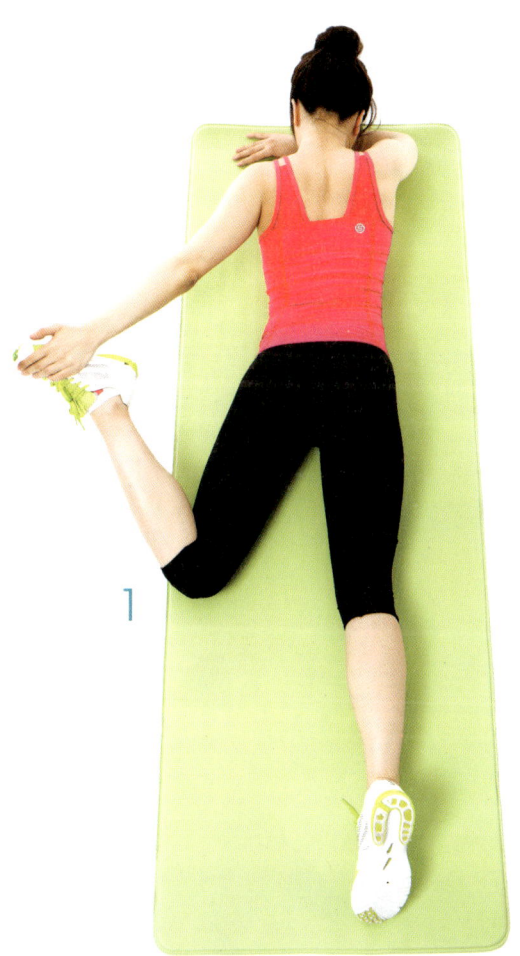

1

양 다리를 펴고 엎드린다. 왼발을 들어 발꿈치를 왼손으로 잡고 개구리 모양으로 자세를 취한 다음 자극이 갈 때까지 지긋이 눌러준다.

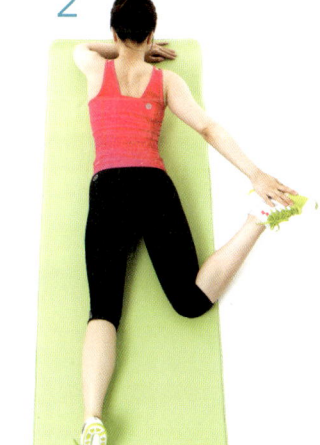

2

반대쪽도 같은 방법으로 반복한다.

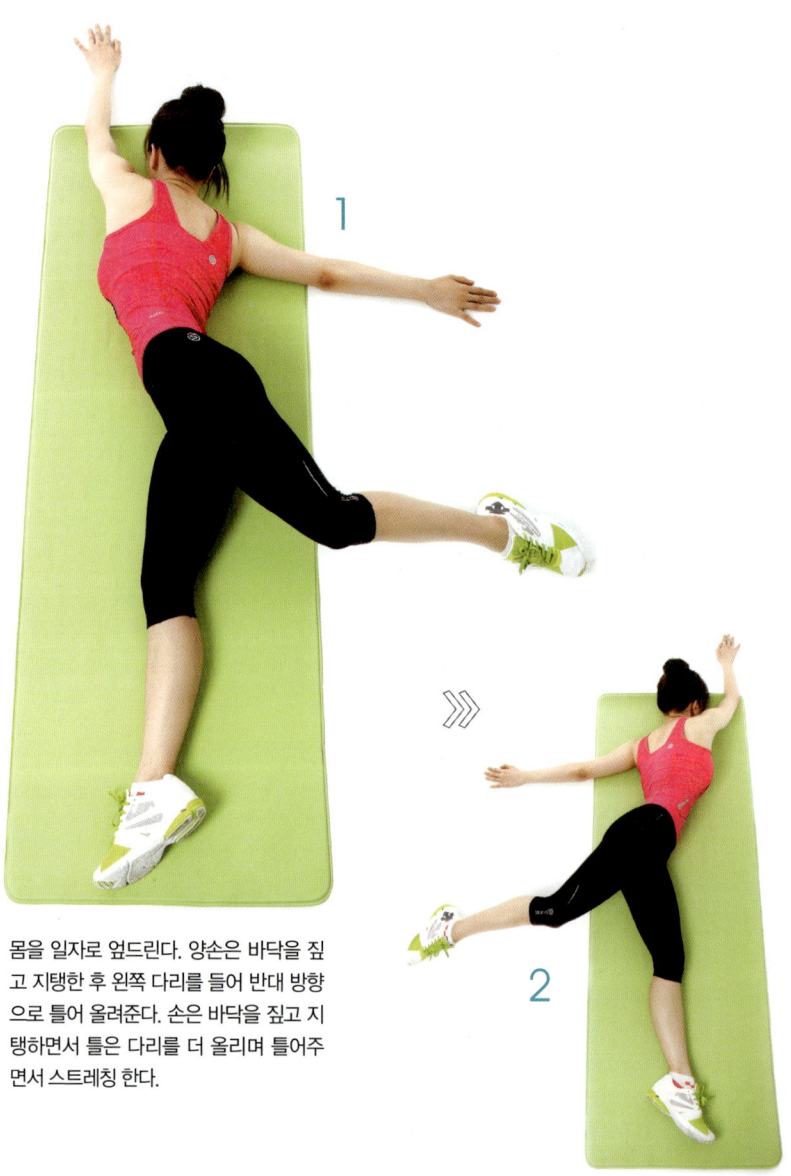

1

2

몸을 일자로 엎드린다. 양손은 바닥을 짚고 지탱한 후 왼쪽 다리를 들어 반대 방향으로 틀어 올려준다. 손은 바닥을 짚고 지탱하면서 틀은 다리를 더 올리며 틀어주면서 스트레칭 한다.

반대쪽도 같은 방법으로 반복한다.

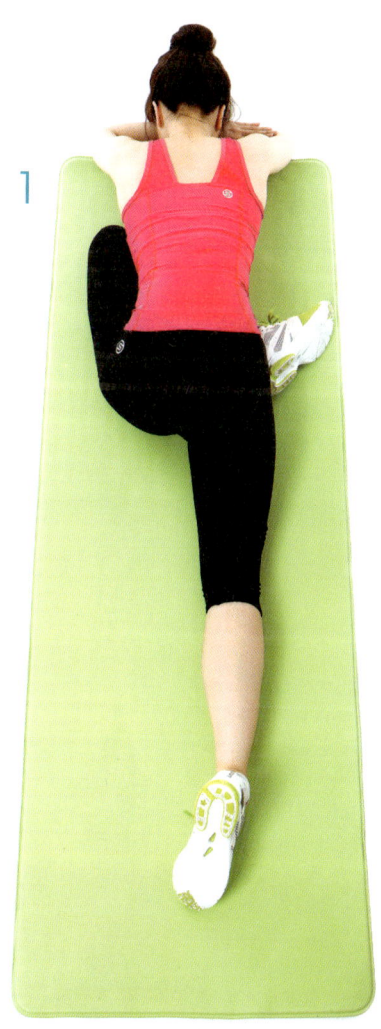

1

왼쪽 다리를 양반다리를 하듯 앞으로 접고, 오른쪽 다리는 뒤로 뻗어 고정시킨다. 상체는 왼쪽 다리 방향으로 앞으로 숙여주며 스트레칭 한다.

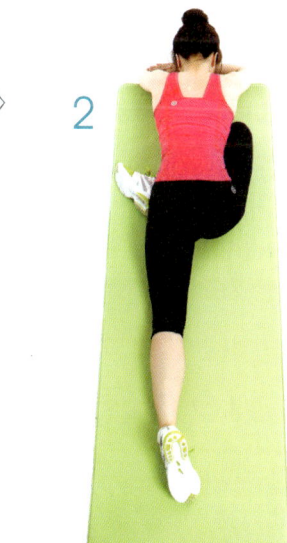

2

반대쪽도 같은 방법으로 반복한다.

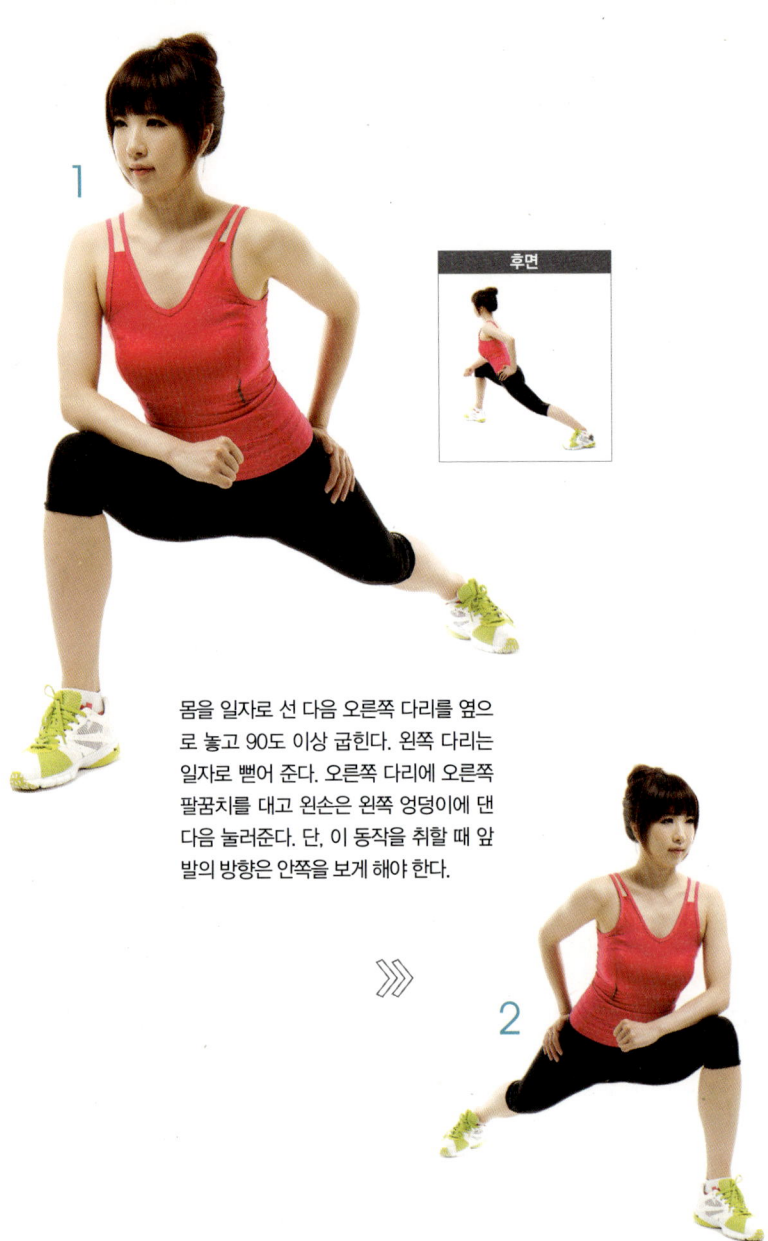

후면

1

몸을 일자로 선 다음 오른쪽 다리를 옆으로 놓고 90도 이상 굽힌다. 왼쪽 다리는 일자로 뻗어 준다. 오른쪽 다리에 오른쪽 팔꿈치를 대고 왼손은 왼쪽 엉덩이에 댄 다음 눌러준다. 단, 이 동작을 취할 때 앞발의 방향은 안쪽을 보게 해야 한다.

2

반대쪽도 같은 방법으로 반복한다.

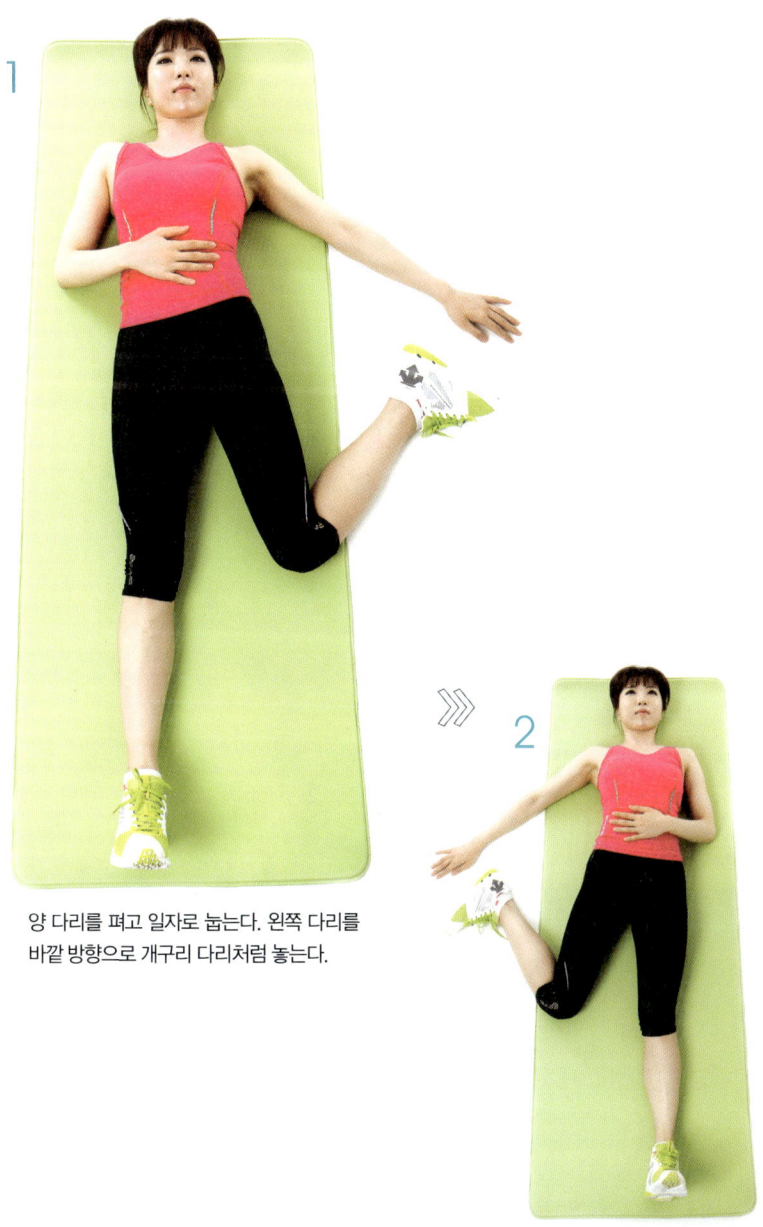

1 양 다리를 펴고 일자로 눕는다. 왼쪽 다리를
바깥 방향으로 개구리 다리처럼 놓는다.

2 반대쪽도 같은 방법으로 반복한다.

올바른 걷기운동 WALKING

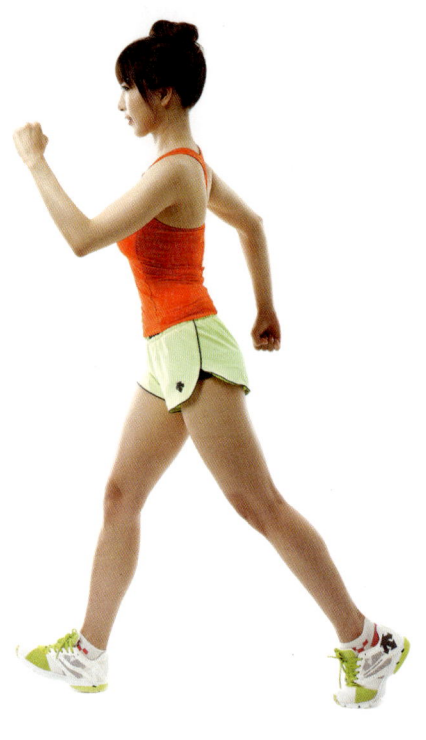

우리가 일반적으로 가장 쉽게, 가장 많이 하는 운동이 걷기이다. 그런데 걷기운동은 평상시의 걸음걸이가 아닌 최대한 다리의 기능을 사용하여 짧은 시간에 큰 에너지를 사용할 수 있는 걸음걸이로 고쳐가야 한다. 즉, 자신의 걸음걸이를 올바르게 개선해야 걷기운동의 효과를 볼 수 있고 자세도 교정된다. 그럼 지금부터 올바른 보행법에 대해 알아보도록 하자.

일반적인 걸음의 문제점은 주로 내딛는 근육만을 사용하는 자세이다. 예를 들면 터벅터벅 발바닥을 지면에 내딛는 데만 치중하지 발바닥으로 지면을 도약하는 순서는 무시되는 경우가 많다. 우선 올바른 걸음걸이의 기본은 3박자 보행에서 시작된다. 발바닥을 지면에 내딛는 순간 발목의 각도를 크게 하여 발뒤꿈치로 정확하게 지면을 누른다. 그 다음은 발바닥의 중간 부분인 중족부가 지면에 완전히 닿은 상태를 거쳐 발의 앞부분인 전족부로 지면을 도약하며 발을 구르는 3가지 순서로 진행되어야 한다. 보편적인 걸음걸이는 중간 단계와 발의 구름 없이 발뒤꿈치와 전족부가 거의 동시에 닿는 형태를 갖는 경우가 많다. 이는 보폭을 줄이고 보행 속도를 늦추는 원인이 된다. 왜냐하면 이러한 발바닥 전체의 구름이 없는 보행법은 다리의 기능과 전체적인 하체 근육을 사용하지 않기 때문에 균형 잡힌 다리 근육의 발달이나 기능 향상을 만들어낼 수가 없다. 또, 속보를 통한 유산소운동의 효과를 누리기도 어렵다.

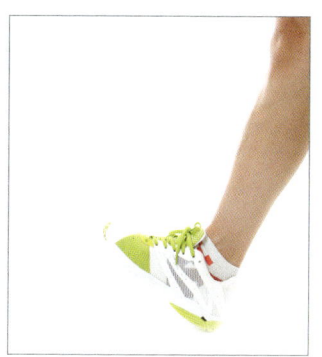

그렇기 때문에 피트니스에서 운동효과를 보기 위한 보행을 할 때는 허리와 가슴을 곧게 펴고, 시선은 정면을 유지한 상태로 팔을 앞뒤로 경쾌하게 흔들며 지면을 힘차게 도약하는 3박자 보행의 형태로 빠르게 걸어야 더욱 큰 운동효과를 볼 수 있다. 평소에 일반적인 걸음걸이로 걸었다면 피트니스센터나 집 근처에서 하루 30분은 피트니스 보행법으로 체형을 만들어 나가자.

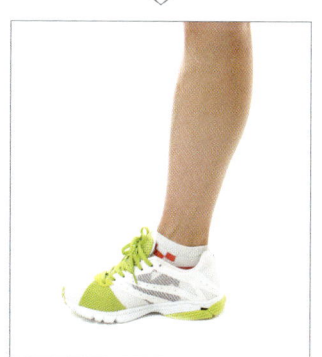

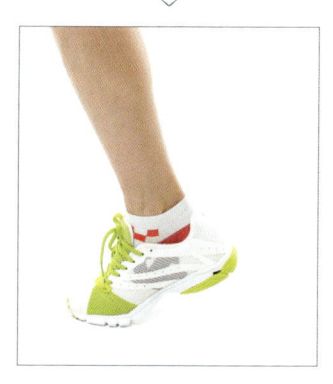

부종 예방하기

하체는 중력의 영향으로 체액이 몰릴 수 있기 때문에 오래 앉아 있거나 오래 서 있는 사람들은 하체에 부종이 생길 확률이 높다. 하체에 부종이 생기면 과도한 지방이 아닌 체액과 수분이 몰려 하체비만처럼 보일 수도 있다.

이러한 부종을 악화시킬 수 있는 원인들은 여러 가지가 있는데, 우선 앞에서 설명한 안 좋은 자세로 인해 골반이 틀어지면 하체에 혈액순환 장애가 생겨 수분대사의 균형이 깨질 수 있다. 또, 보정속옷 같은 하체를 강하게 압박하는 옷들도 혈액순환을 방해해 부종 증상을 더 심하게 만들 수 있다.

이 외에 식습관에서도 원인을 찾을 수 있는데, 평소에 짜게 먹는 습관이 부종을 일으킬 수 있다. 염분이 많은 음식을 먹게 되면 혈액 내에 염도가 진해지고 진해진 혈액의 염도를 완화시키기 위해 수분이 필요하게 된다. 이때 우리는 갈증을 느끼고 수분을 과도하게 섭취하여 불필요한 수분이 몸속에 정체하게 된다. 보통 물만 먹어도 살이 찐다고 생각하는 대부분의 사람들이 평소 음식을 짜게 먹고 수분 섭취를 제대로 하지 않고 있다가, 갑자기 수분 섭취를 많이 하게 되면 혈액 속으로 수분이 과잉 유입되어 체중이 늘기 때문에 살이 찌는 느낌을 받을 수 있는 것이다.

이러한 부종 증상을 예방하고 완화하기 위해서는 체형이 틀어지지 않도록 바른 자세를 유지하고, 혈액순환이 원활하게 될 수 있도록 스트레칭을 자주 해주는 것이 필요하다. 또, 부종 증상이 있는 사람은 보정속옷 같은 혈액순환을 방해하는 옷들을 피해야 한다. 그리고 잠자기 전에 반신욕을 통해 혈액순환에 도움을 주는 것도 좋다.

또한 염분은 우리 몸에 꼭 필요한 물질이지만 부종을 예방하기 위해서는 과하게 섭취하지 않도록 주의해야 한다. 기본적으로 짜지 않게 먹는 습관을 길러야 하며, 평상시 국에 밥을 말아먹거나 인스턴트식품, 정크푸드를 자주 먹게 되면 자연스럽게 염분섭취가 많아지기 때문에 운동을 꾸준히 하지 않는다면 피해야 한다.

반신욕 방법

PLUS TIP

반신욕은 기혈의 순환이 제대로 되지 않아 차가워진 하체를 따뜻하게 하여 상체와 온도를 맞춤으로써 기혈의 순환을 원활하게 도와주는 목욕법이다.

① 체온보다 약간 높은 37~38℃ 정도의 따뜻한 물을 욕조에 채운다.
② 물의 높이가 가슴 밑 정도까지 오도록 하여 몸을 담구고 20분 정도 반신욕을 실시한다.
③ 양손을 반드시 물 밖으로 내놓는다.
④ 반신욕을 마치고 양말이나 수면바지 등으로 하체를 따뜻하게 해준다.

CAUTION

반신욕 전, 후로 수분을 충분히 섭취해야 한다. 물의 온도가 너무 뜨거우면 피부층에서 거부반응이 생겨 따뜻한 기운이 몸속까지 전달되지 않을 수 있다. 또, 팔까지 담그게 되면 상체에도 똑같이 열이 전달되어 반신욕 효과가 떨어질 수 있다.

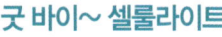

3 굿 바이~ 셀룰라이트
POINT

여성들이 하체비만 만큼이나 심각하게 고민하는 것이 바로 셀룰라이트이다. 하지만 대부분의 여성이 셀룰라이트에 대해서 제대로 이해하지 못하고 있는 경우가 많다. 대부분의 셀룰라이트는 엉덩이나 복부, 팔 뒤쪽 등 상대적으로 움직임이 없는 부위에 많이 생긴다.

모세혈관이 잘 발달해 순환이 잘 되고 근육도 잘 쓰이는 부위는 지방대사가 활발해 피하지방이 쌓여도 분해가 잘 된다. 반면에 상대적으로 움직임이 없는 부위는 모세혈관과 근육이 잘 발달하지 못해 지방대사가 원활하지 못하게 된다. 이처럼 셀룰라이트는 지방대사가 원활하지 않아 한 부위에 지방세포가 오래 머물게 되어 피부조직에 협착되어 버린 죽은 지방세포이다.

이렇게 생겨버린 셀룰라이트는 없애기가 상당히 어렵기 때문에 생기지 않도록 예방하는 것이 가장 중요하다. 셀룰라이트를 예방하기 위해서는 평상시에 규칙적으로 운동을 해주고 특히 잘 쓰이지 않는 근육 부위를 운동을 통해 자극하여 모세혈관과 근육을 발달시켜야 한다.

크런치 | CRUNCH

20회, 3~5세트

운동효과 ≫ 크런치는 척추에 무리를 주지 않으며 복부 근육을 강화시키는 대표적이고 가장 기본적인 복근운동이다. 흔히 우리가 알고 있는 윗몸 일으키기의 싯업(Sit Up)과 비슷한 운동으로 착각할 수 있으나, 싯업과는 몸통을 들어 올리는 각도와 운동방법에 차이가 있다. 크런치의 경우 호흡을 이용해 천천히 반복하며 복부 근육의 긴장을 충분히 느끼며 실시하는 것이 효과적이다.

1 바닥에 누워 다리를 굽히거나 벤치 위에 올려놓고, 손은 가슴에 모으거나 귀 옆을 가볍게 잡아준다.

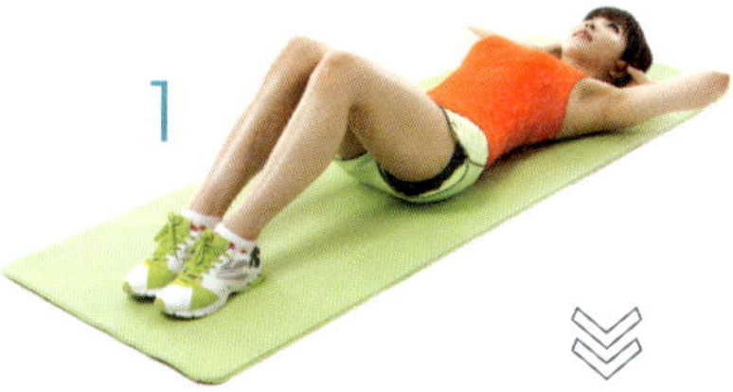

2 호흡을 천천히 내쉬며 목부터 가슴을 천천히 말아 올리며 복부 근육을 긴장시킨다.

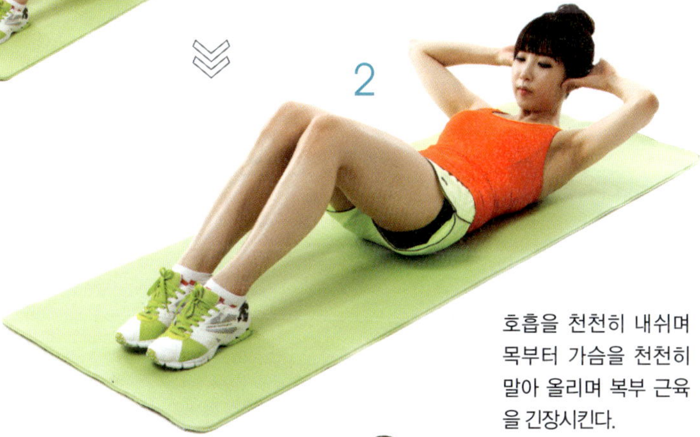

3 복부 근육의 긴장을 최대한 느끼고 천천히 시작자세로 돌아간다.

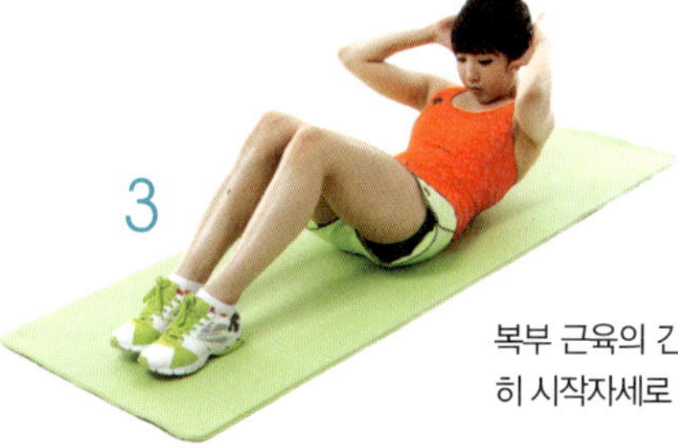

CAUTION
나는 여배우나 아이돌에게 식스팩을 권하지 않는다. 다만 예쁘게 쭉 뻗은 선 두 개만 있으면 충분하다.

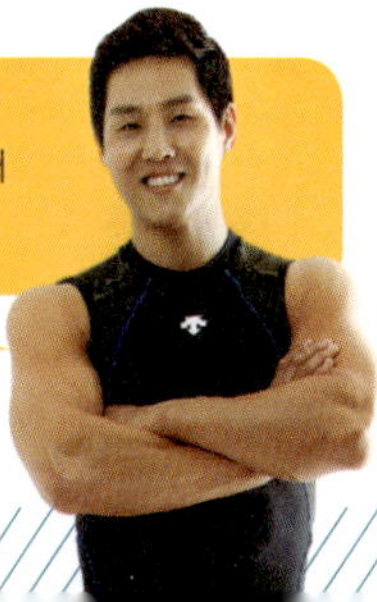

와이드 스쿼트 WIDE SQUAT

10~30회, 3~5세트

운동효과 ≫ 허벅지 안쪽을 발달시킬 수 있는 운동으로 처지기 쉬운 허벅지 안쪽 부분에 탄력을 줄 수 있는 운동이다. 또, 엉덩이까지 자극을 주어 전체적인 허벅지 라인을 만드는 데 좋은 운동이다.

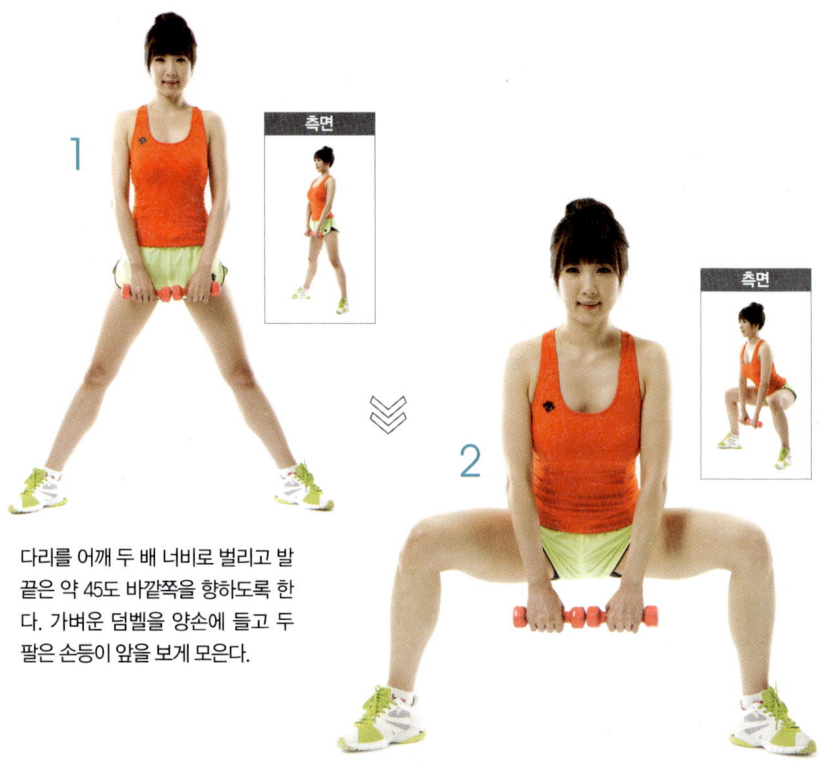

측면

1

다리를 어깨 두 배 너비로 벌리고 발 끝은 약 45도 바깥쪽을 향하도록 한 다. 가벼운 덤벨을 양손에 들고 두 팔은 손등이 앞을 보게 모은다.

2

측면

엉덩이를 살짝 뒤로 빼면서 천천히 저항을 느끼며 앉는다. 이 때 무릎의 방향은 발끝의 방향과 동일하게 하고, 허리를 곧게 편 상태를 계속 유지해야 한다. 허벅지 안쪽 근육이 긴장되는 느낌을 느끼며 무릎의 각도가 90도 정도 될 때까지 앉는다. 호흡을 내쉬며 천천히 시작자세로 돌아간다.

CAUTION

무릎이 몸의 앞쪽 방향으로 기울어지지 않고 발끝 방향으로 벌어지면서 동작을 실 시해야 허벅지 안쪽 근육이 충분히 긴장될 수 있다.

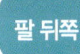

라잉 트라이셉스 익스텐션 LYING TRICEPS EXTENSION

15회, 3세트 이상

운동효과 ≫ 상완삼두근(팔 뒤쪽 근육)의 자극을 주는 운동으로 여성들의 가장 큰 고민인 팔뚝살 제거에 필수적인 운동이다.

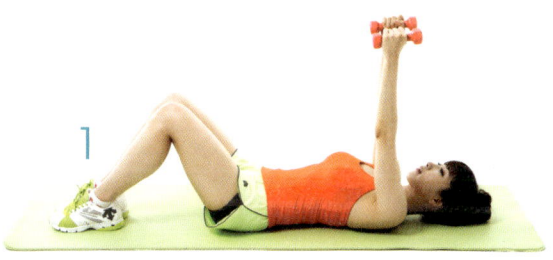

1

양손에 가벼운 덤벨을 쥐고 누운 상태에서 양팔을 앞으로 뻗는다.

≫

2

팔을 구부려 이마 옆 부분까지 덤벨을 내린다. 그 다음 저항을 느끼고 호흡을 내쉬며 팔을 쭉 편다. 팔 뒤쪽의 자극을 충분히 느끼며 천천히 반복한다.

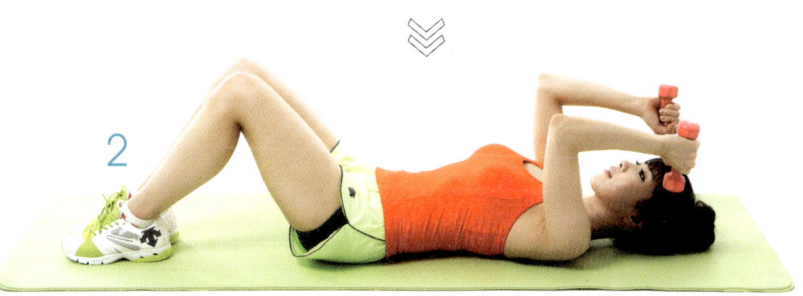

CAUTION

이 운동은 상완삼두근의 자극을 주는 운동으로써 팔꿈치를 고정시켜 벌어지지 않도록 하는 것이 중요하다.

출산 후 다이어트 플랜

출산을 앞두고 있거나 출산 후에는 늘어난 체중과 사이즈 때문에 고민을 하는 경우가 많다. 우리나라는 다른 나라에 비해 출산 전, 후 몸을 과잉보호하는 경향이 있다. 그렇기 때문에 임신을 하게 되면 필요 이상으로 체중이 늘게 된다. 또한 출산 후에도 몸조리 기간을 너무 길게 잡아 다이어트 타이밍을 놓치는 경우가 생기고 그로 인해 많은 여성들이 산후비만으로 고민한다. 보편적으로 산후비만의 가장 큰 문제는 임신기간 중 지나친 체중의 증가이다.

일반적으로 마른 상태에서의 임신은 18kg 미만, 보통 상태에서의 임신은 16kg 미만, 그리고 비만 상태에서의 임신은 7kg 미만의 체중증가가 적당하다고 한다. 그런데 일반적으로 임신을 하게 되면 활동량이 줄어들고 섭취량은 많아지기 때문에 이 같은 수치를 지키기는 어렵다. 특히 비만 상태에서의 임신은 체중이 더욱 쉽고 빠르게 늘기 때문에 지켜내기가 훨씬 힘들다. 따라서 임신 중에도 가벼운 운동과 식단조절로 체중관리를 해줘야 한다. 물론 뱃속 아기의 건강을 생각한다면 절식을 하면서 무리한 운동을 하는 방식을 생각해서는 안 된다. 4대 영양소(탄수화물, 단백질, 지방, 무기질)를 골고루 섭취할 수 있는 식단을 선택해야 하며, 운동 또한 임신 주차에 맞는 체계적이고 계획적인 운동을 실시해야 한다.

보편적으로 알려져 있는 산후조리 기간은 짧게는 6주에서 길게는 100일 정도로 굉장히 편차가 크고 전문가마다 의견 또한 다르다. 하지만 현장에서 겪은 경험으로는 산후조리 기간을 길게 보내고 다이어트를 시작한 여성들이 다이어트에 성공하기가 더 힘들었다. 몸 상태에 따라 다르겠지만 너무 과잉보호를 하는 것보다는 적당한 시기(2~4주)부터 가벼운 워킹과 스트레칭을 하면서 컨디션을 조절하고, 점진적으로 강도 있는 운동을 실시하는 것이 몸매를 빠르게 찾는 비결이라고 생각한다.

2-4 WEEKS

Easy 골반 스트레칭

출산으로 인해 약해진 골반 주변 근육의 균형을 맞추고 근력을 기른다. 또, 혈액순환을 원활하게 만들어 회복을 도울 수 있다.

TIP 잔디워킹
출산 직후는 관절과 근육이 약해져 있기 때문에 아스팔트나 러닝머신에서 무리해서 걷게 되면 몸을 상하게 할 수 있다. 잔디 위를 걷게 되면 완충효과로 관절에 충격을 덜 줄 수 있기 때문에 잔디 위를 가볍게 걸어주면 약해진 다리의 근력을 안전하게 회복하면서 유산소운동을 할 수 있다.

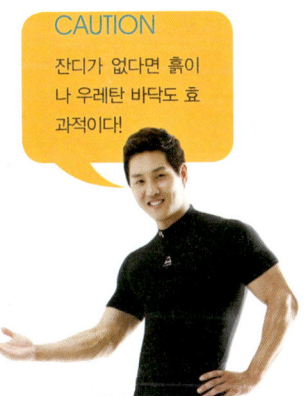

CAUTION
잔디가 없다면 흙이나 우레탄 바닥도 효과적이다!

5-6 WEEKS

등척성 근력운동

등척성 근력운동은 관절이나 근육의 길이가 변하지 않는 상태에서 근육의 수축을 일으키는 운동이다. 운동속도가 느리기 때문에 부상의 위험이 적고 관절에 부담을 주지 않으며 근력과 근신경을 강화시킬 수 있다.

TIP 가벼운 등산
가벼운 등산을 통해 유산소운동을 실시한다. 등산을 하게 되면 지면이 불규칙하기 때문에 다양한 근육을 사용하게 되어 자연스럽게 많은 근육과 근신경을 발달시킬 수 있다. 또, 유산소운동이기 때문에 체지방 연소에도 효과적이다. 단, 너무 무리한 코스보다는 가벼운 산책로 정도의 코스를 선택하여 천천히 적응하는 것이 좋다.

벽밀기 | PUSH WALL

10〜15회

운동효과 >> 벽을 밀어내는 동작을 통해 가슴, 어깨, 팔 등 전반적인 상체 근육을 강화시킬 수 있는 운동이다.

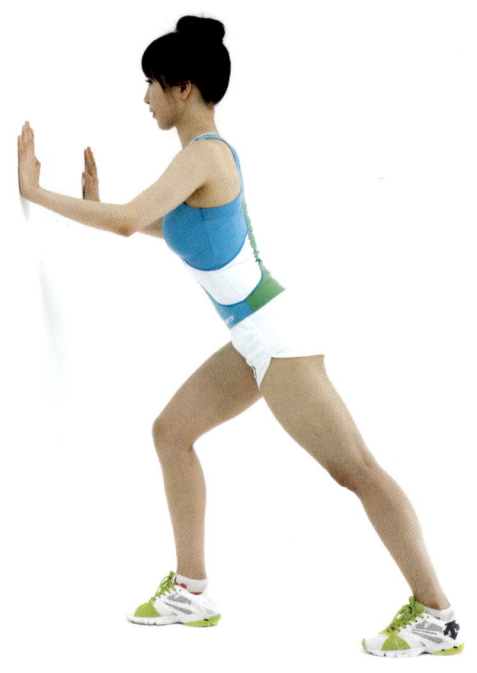

1 벽에서 한 발짝 떨어져 선 상태에서 양팔을 어깨너비보다 조금 넓게 벌리고 벽을 짚는다.

2 한쪽 다리를 살짝 앞으로 내딛으며 무릎을 굽힌다. 이때 벽을 짚고 있는 팔을 90도 정도 굽히고 벽을 밀며 힘을 쓴다.

3 이 자세를 유지하며 3〜10초 정도 지속적으로 힘을 쓰고 천천히 힘을 빼며 호흡을 정리한다.

CAUTION

힘을 쓰는 동작에서 자연스럽게 호흡이 멈춰지기 때문에 갑자기 혈압이 올라갈 수 있다. 때문에 혈압이 불안정한 사람은 호흡을 충분히 안정시키며 천천히 실시하고, 몸 상태에 맞춰 운동강도를 설정해야 한다.

프론트 브릿지 | FRONT BRIDGE

10~20회

운동효과 >> 어깨와 몸통, 엉덩이에 힘과 안정성을 길러준다. 특히 골반과 복부 안쪽에 있는 코어 근육을 발달시켜 척추의 안정화를 돕는 데 큰 효과가 있다.

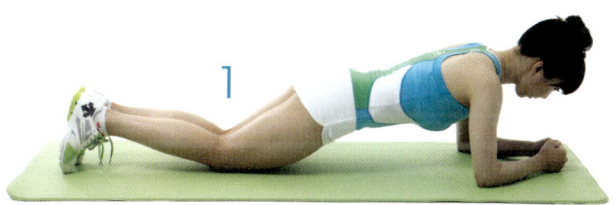

1

엎드려서 양손은 주먹을 쥐고 두 팔의 팔꿈치를 어깨너비
만큼 벌려 바닥에 대고 발끝으로 바닥을 지탱한다.

≫

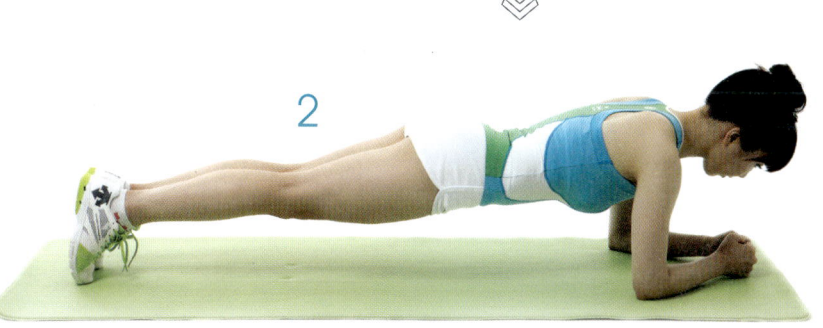

2

고개는 바닥을 향하고 머리, 등, 엉덩이를 일직선이 되게 한다. 그 다음 호흡을 어느 정도 내쉰 상태에서 괄약근에 힘을 주며 호흡을 멈추고 5~20초간 자세를 유지한다. 이때 골반과 복부 안쪽에 힘이 들어가는 것을 느끼며 동작을 실시하고, 천천히 힘을 풀고 호흡을 안정시킨다.

CAUTION

불필요한 곳에 힘이 들어가지 않도록 자세에 신경 쓰며 코어 근육에만 집중하도록 한다.

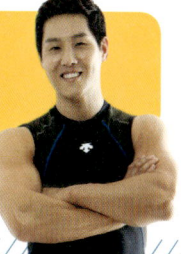

5-6 WEEKS 벽 스쿼트 WALL SQUAT

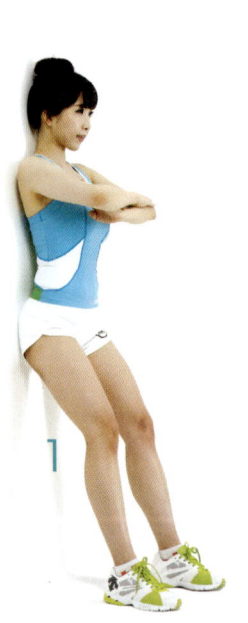

5~15회

운동효과 >> 벽을 이용하여 안전하게 허벅지와 엉덩이의 근력을 강화시킬 수 있는 운동이다.

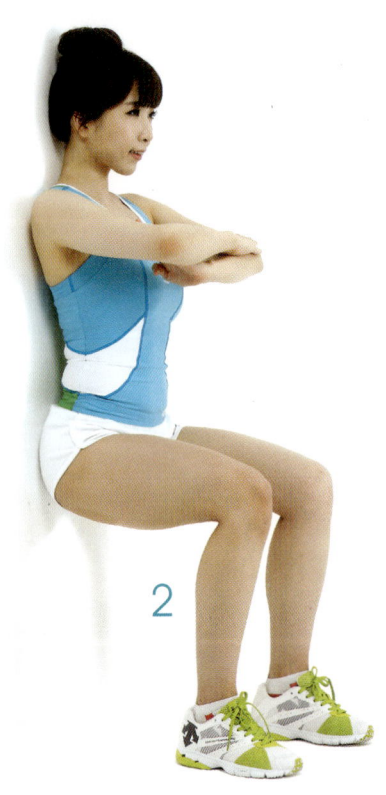

1

가슴을 펴고 등을 곧게 세운 상태에서 등을 벽에 기댄다.

2

그 상태에서 호흡을 내쉬며 천천히 몸을 내려 무릎의 각도를 90도 정도 유지하며 허벅지가 땅과 평행이 되는 정도에서 동작을 멈춘다. 이때 무릎이 발끝을 넘지 않도록 주의하며 바닥을 밀어내듯이 다리로 힘을 쓰며 버틴다. 5~20초 정도 자세를 유지한다.

CAUTION

관절의 부상을 예방하기 위해 무릎관절에 체중이 실리지 않게 주의하고, 벽에 어느 정도 체중을 의지한 상태에서 허벅지와 엉덩이 근육으로 체중을 버텨내며 힘을 써야 한다.

벽 랫 풀다운 WALL LAT PULL DOWN

10~15회

운동효과 ≫ 벽을 이용하여 안전하게 등과 어깨의 근육과 근력을 단련할 수 있는 운동이다.

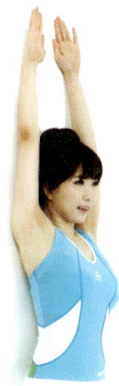
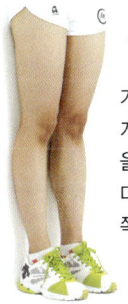

1 가슴을 펴고 등을 곧게 세운 상태에서 등을 벽에 기대고 선다. 양팔을 머리 위쪽으로 곧게 편다.

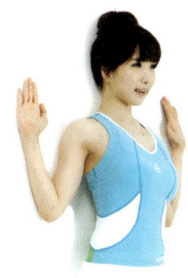
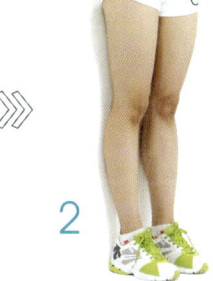

2 그 상태로 호흡을 내쉬며 양팔을 몸 쪽으로 천천히 당긴다. 당긴 상태를 10초간 유지하고 다시 천천히 처음으로 돌아간다.

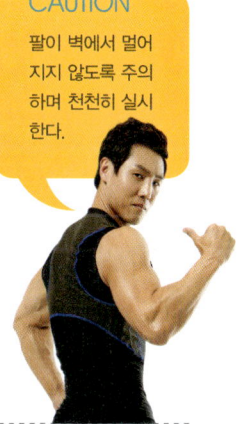

CAUTION

팔이 벽에서 멀어지지 않도록 주의하며 천천히 실시한다.

AFTER 7 WEEKS

정상적인 운동

7주 이후부터는 본인의 몸 상태에 맞춰 정상적인 운동을 실시한다. 기본적으로 체중을 이용한 부위별 근력운동과 유산소운동을 병행하며 점차적으로 운동강도를 높이는 게 좋다. 산후에 하는 트레이닝은 사람마다 체력과 몸 상태가 다르기 때문에 안전을 고려하여 전문가에게 조언을 받으며 운동강도를 설정하는 것을 권장한다.

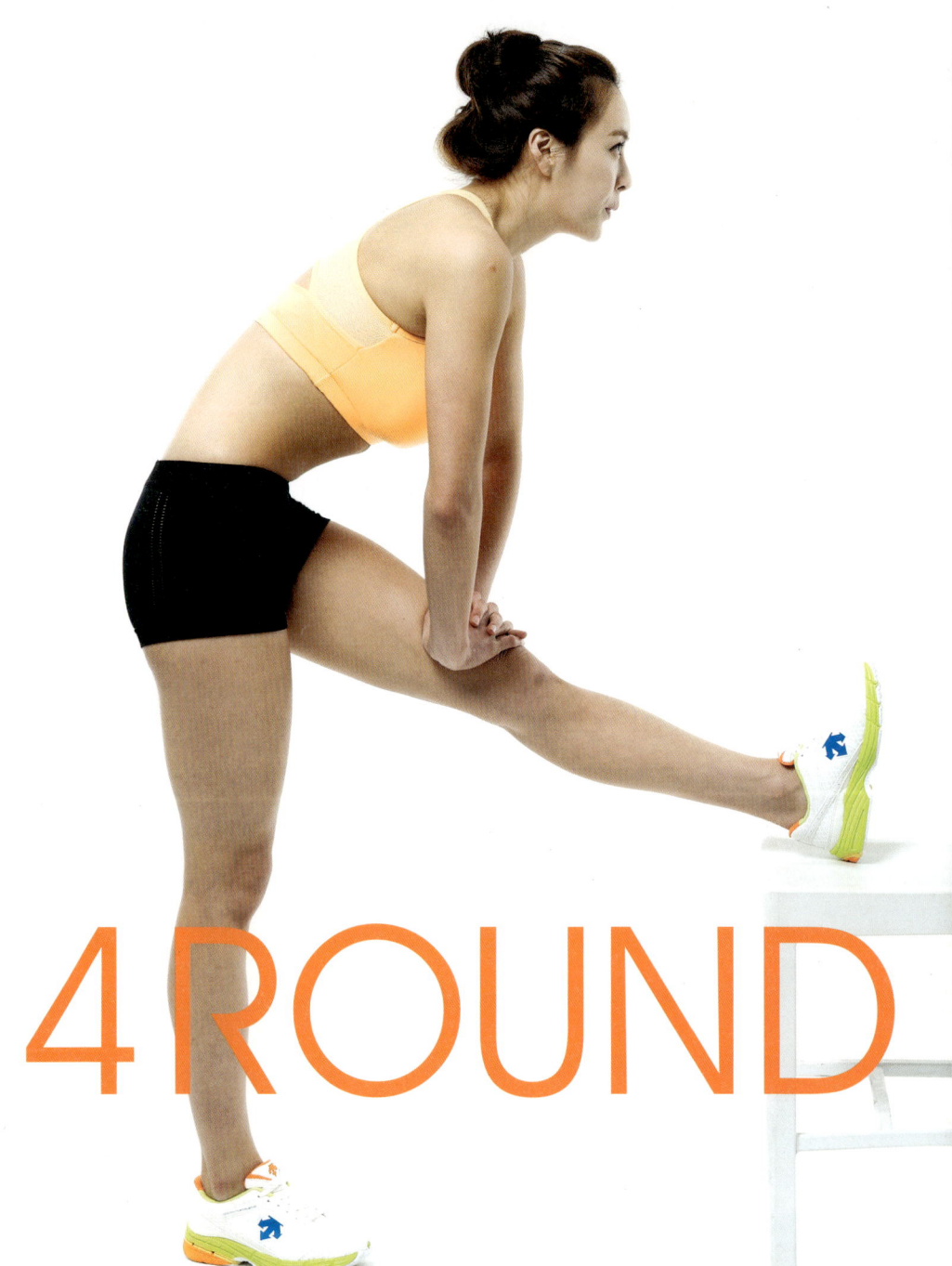

4ROUND

스타의 몸매에 다가간다!
부위별 운동 시크릿

조여정
군살 없는 환상적인 뒤태의 비밀

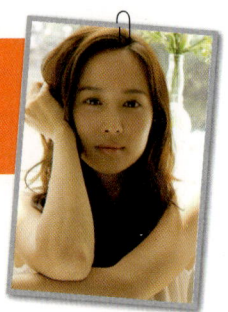

운동 노하우

예전에 조여정 씨는 섹시함과는 다소 거리가 있는 인형 같은 외모와 귀여운 이미지로 어필했었다. 그런데 최근에는 영화 '방자전'과 '후궁'을 통해 섹시 아이콘으로 자리 잡으면서 귀여움과 섹시함을 모두 겸비한 대한민국 대표 여배우로 우뚝 섰다. 하지만 조여정 씨의 옥에 티도 없을 만큼 완벽한 몸매는 그녀의 피나는 노력 없이는 일구어낼 수 없는 결과임이 분명하다. 조여정 씨는 작고 아담한 체형으로 조금만 살이 붙어도 다른 사람들에 비해 통통해 보일 수 있기 때문에 체지방 관리에 신경 써야 하는 타입이다. 따라서 전신의 체지방 감소를 원활하게 하기 위해 부위별 근력운동을 실시하여 근육량을 높이면서 기초대사량을 늘리는 데 중점을 두고 있다.

INTERVIEW with her

Q 연예인으로 활동하다 보면 몸매 관리에 특히 신경이 많이 쓰일 것 같은데, 평소 몸매 관리는 어떻게 하나요?

운동밖에 없는 것 같아요. 운동은 노력한 만큼 효과가 나타나거든요. 그리고 식사관리도 함께 하고 있어요.

바쁜 스케줄에 쫓기다 보면 규칙적으로 운동하기가 여의치 않을 때가 있을 텐데, 그럴 때 틈틈이 할 수 있는 나만의 특별한 운동 비법이 있으면 소개해 주세요.

집에 요가매트가 있어요. 요가를 센터에서 꾸준히 배웠었거든요. 근데 스케줄 때문에 요즘에는 따로 시간을 못 내고 있어서 그때 배웠던 동작들을 이용해서 집에서 홈트레이닝을 하고 있어요.

 평소 식사관리는 어떻게 하나요?

다행히도 제가 너무 맵고 짠 음식을 잘 못 먹어요. 자극적인 음식은 거의 먹지 않고 원재료에 가까운 음식을 먹는 편이고요. 재료 자체의 맛을 느끼려고 하는 편이에요. 사실 염분이 다이어트에는 적이잖아요. 저의 이런 식성 때문에 자연스럽게 염분과 자극적인 음식을 멀리하는 식성이 평소의 식사관리와 이어지는 것 같아요.

 어떤 음식의 유혹을 가장 참기 힘든가요?

아무래도 달콤한 음식이겠죠? 케이크나 쿠키 같은 것들이 자꾸 생각이 나더라고요.

 스케줄 때문에 식사를 못하는 경우가 종종 생길 텐데, 이동 중에 몸매 관리를 위해 주로 드시는 식단이 있다면?

아무래도 이동 중에 먹어야 해서 가지고 다니기 편해야 하는데요. 그래서 저는 삶은 달걀을 먹어요. 집에서 미리 준비해서 가방에 넣고 다니다가 식사를 거르게 될 때 먹어요.

 김지훈 트레이너와 함께 하는 운동이 혼자 하는 운동보다 좋은 점이 있다면 어떤 점을 들 수 있을까요?

우선 근력운동은 무조건 트레이너 선생님과 해야 한다고 생각해요. 다른 운동도 물론 마찬가지이긴 하지만 특히 웨이트 트레이닝의 경우 방법을 잘못 알면 부상이 생길 수도 있고, 근육의 모양이 잘못 잡히는 경우도 생기더라고요. 그래서 바른 방법으로 운동할 수 있도록 트레이너 선생님께서 가이드 해주시니까 그런 점이 믿음이 가고 좋더라고요.

 신체 부위 중에 가장 자신 있는 부위는 어디인가요?

등라인이요. 아무래도 운동을 하면서 등라인에 자신감이 생겼어요. 운동을 안 하게 되면 등 쪽에 미운 살이 생기게 되잖아요. 그런 미운 살은 그냥 식사조절만으로는 빠지지 않는 것 같아요. 운동으로 예쁘게 라인을 만들어주니 등라인에 자신이 생기더라고요.

 평소 운동할 때 가장 신경을 많이 쓰는 부분이 있다면?

아무래도 전체적인 라인을 다 신경 쓰게 돼요. 어디 한 군데에 집중한다기보다는 전반적인 라인을 잡는데 신경을 많이 쓰는 편이에요. 사실 열손가락 깨물어서 안 아픈 손가락 없잖아요. 그러다 보니 운동을 할 때 사실 어느 한 부분이 아니라 전체 라인을 신경 쓰게 되고 욕심이 생기더라고요.

 원래도 운동을 좋아하시는 걸로 알고 있어요. 등산이나 요가 등을 즐겨하신다고 방송에서 접했습니다. 특별히 김지훈 트레이너와 꾸준히 운동하신 후에 자신에게 가장 크게 생긴 변화가 있다면?

일 문제 때문에 우울해졌을 때 저에게 활력을 주세요. 사실 그렇게 다운되어 있을 때는 운동도 하기가 싫어지거든요. 그런 기분으로 센터를 찾아가도 김지훈 트레이너께서 항상 절 다시 웃게 만들어주시는 것 같아요. 활력 넘치는 분들과 함께 있는 것만으로도 그분들의 에너지를 받게 되는 것 같아요. 그래서 운동을 열심히 해야겠다는 동기부여도 생기고 기분도 좋아지는 저를 발견하게 돼요.

앞으로 도전하고 싶은 스포츠 종목이 있다면?

댄스스포츠를 배워보고 싶어요. 음악에 맞춰서 열정적인 춤을 추는 모습을 보니까 저도 한번 배워보고 싶다는 생각이 들더라고요. 그리고 댄스스포츠 하시는 분들의 몸매가 정말 탄탄하고 아름다우셔서 저도 배우면 제 몸매 관리에도 도움이 되지 않을까란 생각이 들었어요.

 조여정 씨께서 추구하는 바디 이미지는?

탄력과 균형이에요. 제가 부러워하는 몸매를 가진 분이 할리우드 배우 제니퍼 애니스톤이에요. 그 분 몸매처럼 너무 마르지도 않고 근육도 좀 있으면서 탄탄해 보이는 바디 이미지가 제가 추구하는 이상향이에요.

 특별히 영화를 준비하면서 운동할 때 신경 쓰던 부분이 있나요?

사실 운동을 할 시간이 없었어요. 촬영이 시작되면 개인적인 시간을 내는 것이 쉽지가 않거든요. 그래서 저 같은 경우에는 촬영장에서도 요가매트를 가지고 가서 매트운동 위주의 가벼운 스트레칭과 근력운동을 꾸준히 했어요.

 김지훈 트레이너에 대한 조여정 씨의 생각은 어떤가요?

아까도 말씀드렸지만 에너지가 넘치고 만나면 기분 좋아지는, 그리고 한결같은 열정과 마음을 가진 분들이란 생각이 들어요. 좋은 에너지는 상대방에게도 긍정적인 영향을 미치잖아요. 그런 좋은 에너지를 가진 에이팀이라고 생각해요.

 마지막으로 조여정 씨에게 운동이란?

운동이란 내 삶의 일부죠. 사실 운동을 꼭 다이어트와 연관 짓기보다는 정말 건강한 삶을 살기 위해 꼭 필요한 노력이라고 생각해요. 건강한 삶은 일시적인 게 아니라 지속적인 거라고 생각해요. 그래서 저에게 운동이란 그냥 제 삶의 일부에요. 어떤 특별한 목적을 가지고 운동을 하는 것도 물론 좋지만, 운동을 습관처럼 삶의 일부로 받아들이는 것이 가장 좋은 방법이 아닐까란 생각이 들어요.

본격적으로 조여정의 군살 없는 환상적인 뒤태를 만들기 위한 운동방법을 알아보자. 뒤태는 범위가 너무 포괄적이어서 어디서부터 어디를 말하는 것인지 한 가지로 함축하기에는 다소 무리가 있다. 따라서 '조여정을 따라잡기' 위한 운동방법을 3단계로 나누어 살펴보도록 하자.

첫째, 그녀의 뒤태를 가장 아름답게 보여주는 매끄러운 등라인 만들기, 둘째, 잘록한 허리라인을 위한 전초 작업이 될 수 있는 섹시한 힙라인 만들기, 셋째, 뒤태를 더욱 아름답게 부각시켜줄 수 있는 잘록한 허리라인 만들기이다. 다음과 같은 3단계의 'Step by Step'을 통해 완벽한 조여정 따라잡기에 돌입해 보도록 하자.

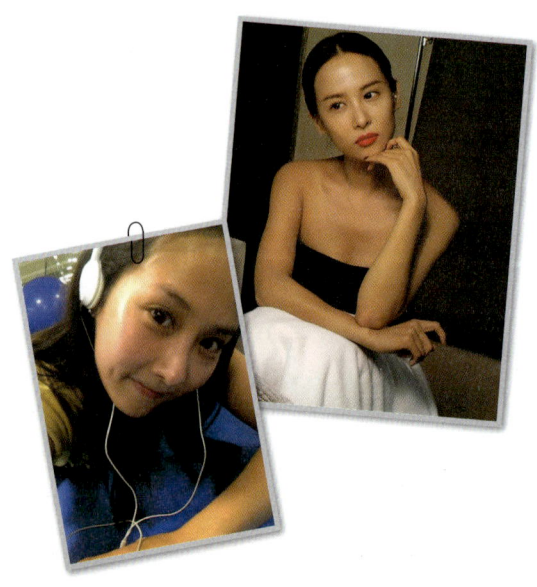

매끄러운
등라인
만들기

덤벨 벤트 오버 로우 DUMBBELL BENT OVER ROW

15~30회, 3~5세트

운동효과 ≫ 전체적인 등 근육을 발달시켜 주는 운동으로 등라인과 탄력을 만드는 데 굉장히 효과적이다.

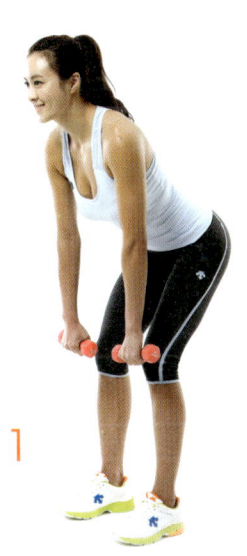

1

양발을 어깨너비로 벌리고 허리를 곧게 편 상태에서 상체를 숙여준다. 이때 무릎을 자연스럽게 굽혀 안정 된 자세를 취한다. 덤벨은 어깨너비 정도로 잡고 덤벨이 무릎 높이 정도 에 오도록 자세를 잡는다.

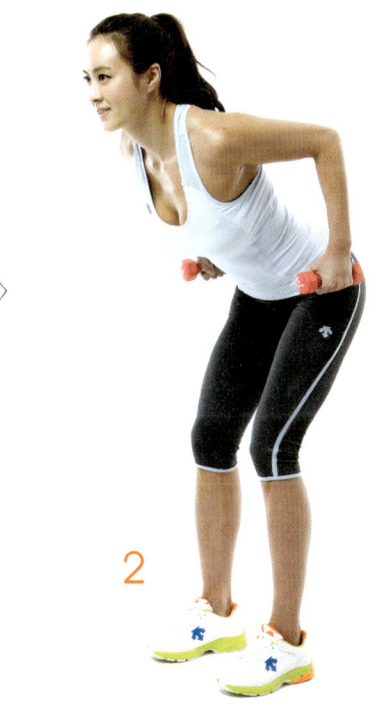

2

어깨를 뒤로 접으면서 팔꿈치를 등 뒤로 당기며 덤벨 이 복부 아래쪽을 향하게 동작을 실시한다. 등 근육을 강하게 수축한 후 호흡을 내쉬며 천천히 시작자세로 돌아간다.

CAUTION

전체적인 등 근육을 모두 사용한다는 느낌으로 가동범위를 최대화한다.

밴드 시티드 로우 BAND STEATED ROW

15~30회, 3~5세트

운동효과 ≫ 전체적인 등 근육을 발달시키며 특히 등의 중앙 부분에 큰 자극을 주는 운동이다.

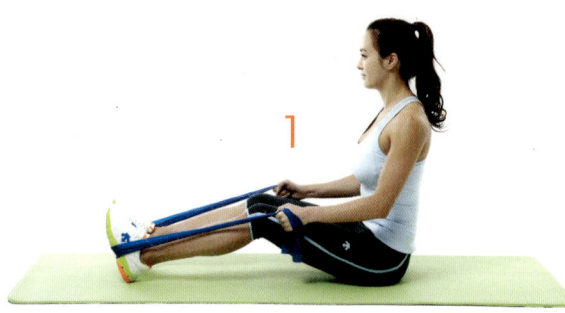

1

양발을 모아 무릎을 살짝 굽힌 상태로 허리를 곧게 펴고 앉는다. 발끝에 밴드를 걸고 양팔로 잡는다.

≫

호흡을 내쉬며 양팔을 등 뒤로 움직이며 밴드를 잡아당긴다. 다시 천천히 시작자세로 돌아간다.

2

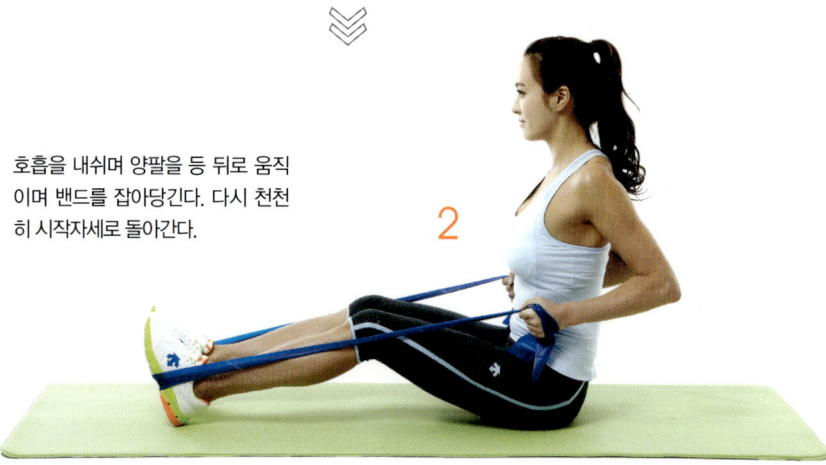

CAUTION
시작자세로 돌아가는 동작에서 밴드의 저항을 느끼며 동작을 실시한다. 또, 팔의 힘만으로 동작을 실시하지 말고 어깨와 등 근육을 함께 이용하여 동작을 실시한다.

섹시한
힙라인
만들기

트위스트 브이업 TWIST V UP

15~30회, 3~5세트

운동효과 ≫ 복부와 옆구리의 군살 제거를 돕고 허리라인과 복부에 탄력을 만들어
준다.

1

바닥에 누워 왼손
은 바닥을 짚고 오
른손은 머리 위로
뻗는다.

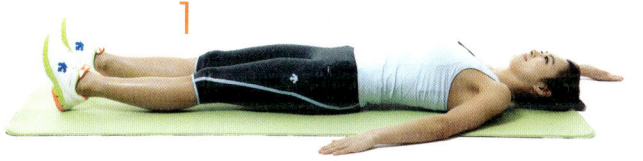

호흡을 내쉬며 오른손과 왼쪽 다리를
들어 올려 교차시킨다. 복부와 옆구리
에 자극을 충분히 느끼고 천천히 처음
자세로 돌아간다. 반대편도 반복한다.

2

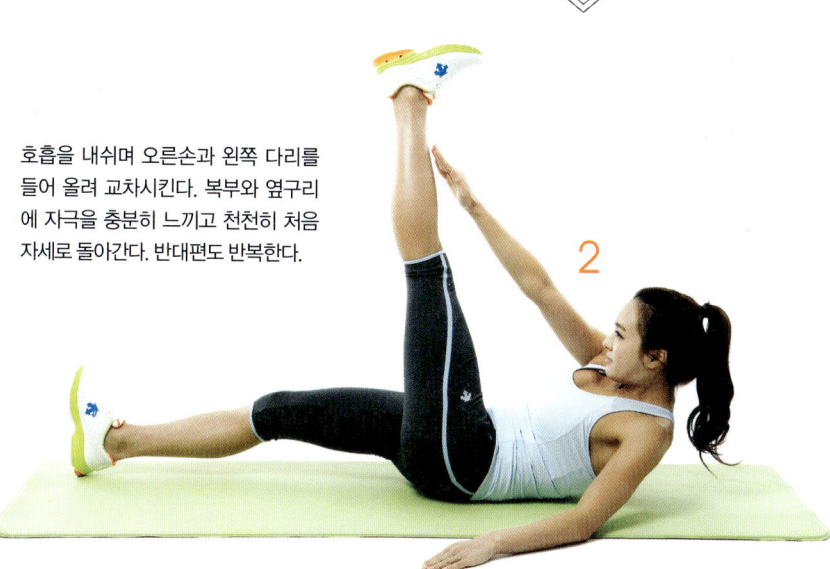

CAUTION

다리를 90도 이상 들어 올리지 말고 상체와 팔을 더 크게 움직이며 동작을 실시해야 정
확한 자극을 느낄 수 있다.

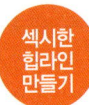

사이드 킥 SIDE KICK

15~30회, 3~5세트

운동효과 >> 옆구리와 엉덩이의 측면에 탄력과 라인을 만들어주는 운동이다.

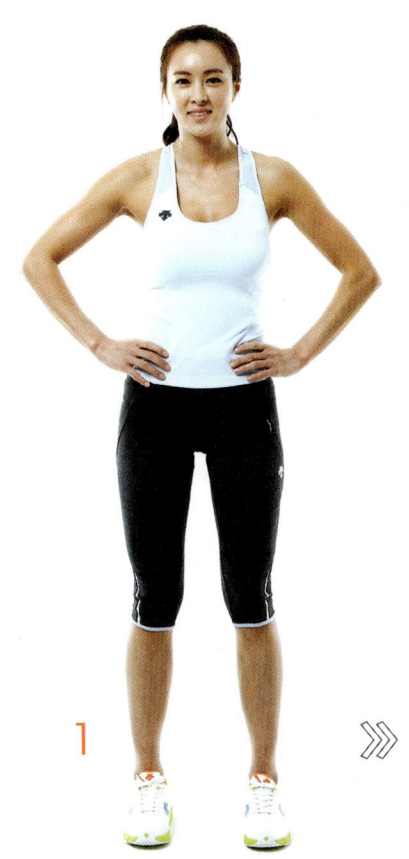

1 >>

양발을 어깨너비로 벌리고 양손은 골반에 위치한다.

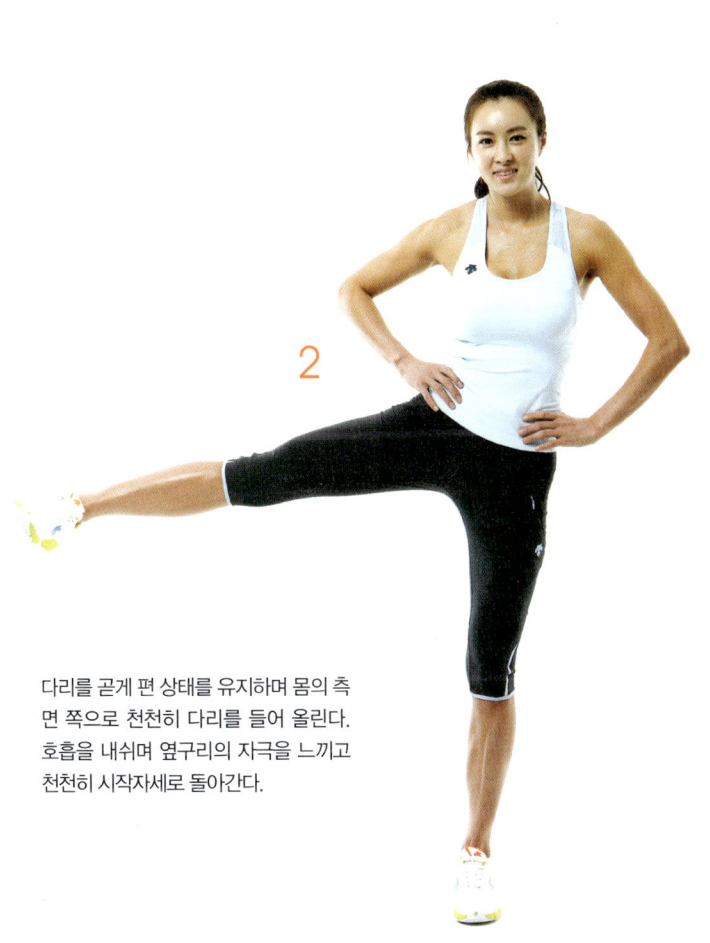

2

다리를 곧게 편 상태를 유지하며 몸의 측
면 쪽으로 천천히 다리를 들어 올린다.
호흡을 내쉬며 옆구리의 자극을 느끼고
천천히 시작자세로 돌아간다.

CAUTION
동작을 빠르게 반복하거나 다리가 굽혀지면 정확한 자극을 느낄 수 없다.

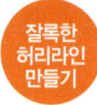

백 익스텐션 BACK EXTENSION

잘록한
허리라인
만들기

15~30회, 3~5세트

운동효과 》 척추기립근과 등 아래쪽 근육을 발달시키고 허리의 근력을 강화한다.
허리라인을 아름답게 하고 척추 건강을 위해 필수적으로 해야 하는 운동이다.

1

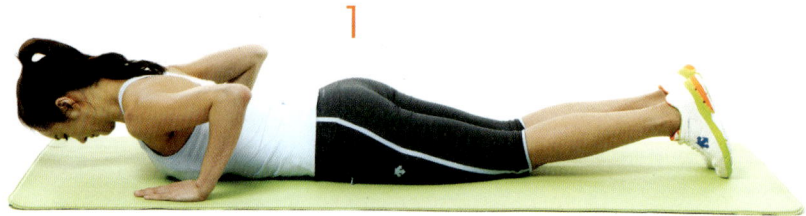

가슴 옆쪽에 양팔을 접어 손바닥으로 바닥을 집고 엎드린다.

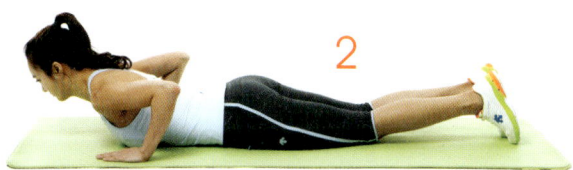

2

고개를 숙인 상태에서 머리를 천천히 들며 머리의 무게를 등부
터 허리까지 천천히 전달시킨다는 느낌으로 상체를 들어 올린
다. 이때 팔은 자연스럽게 상체를 지탱하는 역할을 한다고 생각
하며 상체를 따라 천천히 펴준다.

≫

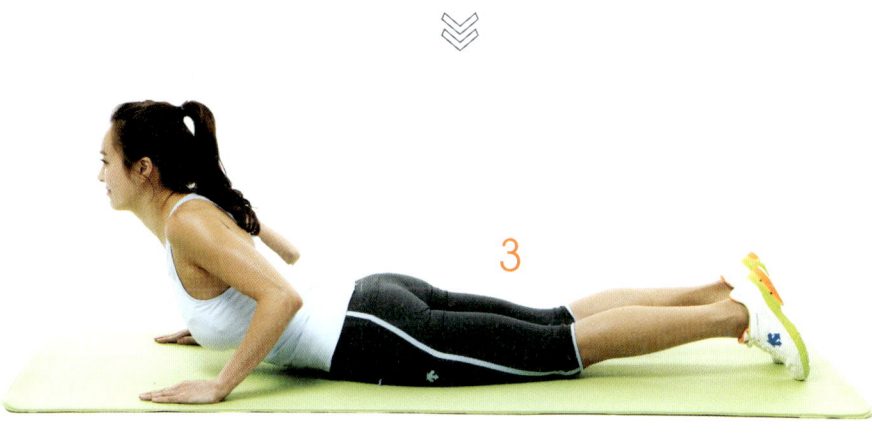

3

등의 중간부터 하부, 허리까지 근육에 힘이 들어가는 느낌을 느
낄 수 있도록 천천히 동작을 실시한다. 호흡을 내쉬며 천천히
시작자세로 돌아간다.

CAUTION

최대한 천천히 실시하는 것이 좋으며 팔에 힘이 많이 들어가면 등과 허리 근육에 자극을
느끼기 어렵다.

신세경
청순 글래머의 바스트업과 힙업의 비밀

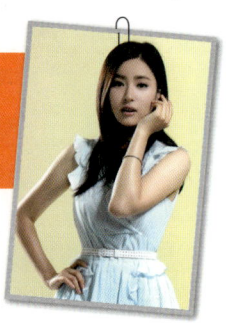

운동 노하우

우리나라 청순 글래머의 대명사로 알려진 신세경 씨의 몸매는 한국인으로서 드물게 타고났다고 할 수 있다. 특히 글래머의 필수조건인 가슴과 힙라인이 아주 이상적인 상태로 잘 발달되어 있다. 하지만 글래머러스한 몸매는 자칫하면 통통해 보일 수 있기 때문에 라인을 잘 살릴 수 있도록 근력운동과 유산소운동을 적당히 병행하며 운동을 실시했다.

INTERVIEW with her

 연예인으로 활동하다 보면 몸매 관리에 특히 신경이 많이 쓰일 것 같은데, 평소 몸매 관리는 어떻게 하나요?

다른 멋진 연예인분들에 비해 엄격하게 규제된 식생활을 하는 것도 아니고, 그렇다고 살이 안 찌는 체질도 아니라서 그냥 시간 나는 대로 틈틈이 운동하고요. 물도 많이 마시고, 에너지 소모가 많도록 바쁘게 지내는 게 은근히 도움이 많이 되는 것 같아요. 부지런히 사는 게!

 바쁜 스케줄에 쫓기다 보면 규칙적으로 운동하기가 여의치 않을 때가 있을 텐데, 그럴 때 틈틈이 할 수 있는 나만의 특별한 운동 비법이 있으면 소개해 주세요.

스트레칭은 예쁜 몸을 위해서도, 건강한 몸을 위해서도 꼭 필요한 운동인 것 같아요. 다른 운동들에 비해 몸에 일어나는 변화가 크진 않지만 꾸준히 습관처럼 하다 보면 아주 큰 도움이 된다고 생각해요. 시간이 많이 소요되는 것도 아니니까요.

 평소 식사관리는 어떻게 하나요?

시기별로 다른데, 요즘에는 좀 탄탄한 느낌으로 만드는 중이라서(아직 멀긴 했지만요.) 그 좋아하는 군것질도 다 끊고, 기름진 음식도 끊고, 담백한 식단 위주로 먹고 있어요.

 어떤 음식의 유혹을 가장 참기 힘든가요?

교복 입고 다닐 때는, 그러니까 고등학교 때는 빵이 그렇게 좋았는데 요즘에는 고기가 너무 좋더라고요.

 스케줄 때문에 식사를 못하는 경우가 종종 생길 텐데, 이동 중에 몸매 관리를 위해 주로 드시는 식단이 있다면?

음, 단백질 함유량이 높은 시리얼바 같은 것(대신 영양성분을 꼼꼼히 확인해야 한대요.) 아니면 엄마가 싸주신 고구마나 두유, 저지방우유, 과일 등을 먹어요.

 김지훈 트레이너와 함께 하는 운동이 혼자 하는 운동보다 좋은 점이 있다면 어떤 점을 들 수 있을까요?

더 열심히 정신 바짝 차려서 할 수 있으니까 좋아요. 혼자서는 두 세트 할 거 선생님께선 꼭 빼먹지 않고 세 세트씩 하게 하시니깐 엄살을 못 부리죠.

 신체 부위 중에 가장 자신 있는 부위는 어디인가요?

요즘엔 팔이요. 팔 위주로 힘들게 운동하고 있거든요.

평소 운동할 때 가장 신경을 많이 쓰는 부분이 있다면?

시기별로 조금이라도 더 흐트러진 부위에 집중해서 바짝 하는 거죠. 원래는 유산소운동만 하면 그만이라고 생각했었는데. 근력운동이 정말 중요한 것 같아요.

 김지훈 트레이너와 꾸준히 운동한 후에 자신에게 가장 크게 생긴 변화가 있다면?

몸이 흐물흐물하지 않고 탄력이 생겼어요.

 앞으로 도전하고 싶은 스포츠 종목이 있다면?

축구요.

 신세경 씨께서 추구하는 바디 이미지는?

건강함인 것 같아요.

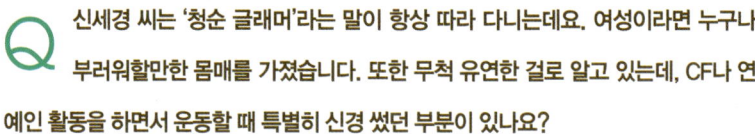 **신세경 씨는 '청순 글래머'라는 말이 항상 따라 다니는데요. 여성이라면 누구나 부러워할만한 몸매를 가졌습니다. 또한 무척 유연한 걸로 알고 있는데, CF나 연예인 활동을 하면서 운동할 때 특별히 신경 썼던 부분이 있나요?**

아까도 말했지만 절대 하루도 빼먹지 않고 스트레칭을 해요. 그리고 너무 굶거나 과식하거나 하지 않고 건강한 음식을 적당량 섭취하는 것과 푹 잘 자고 물 많이 마시는 거에요.

 저희 김지훈 트레이너에 대한 신세경 씨의 생각은 어떤가요?

운동시간이 항상 즐거워서 너무 감사하게 생각하고 있어요. 감사합니다. 앞으로도 쭉 도와주세요!

 마지막으로 신세경 씨에게 운동이란?

내 몸에 건강한 습관을 들이는 것.

여성의 가슴 구조는 남자와는 조금 다르다. 남자는 근육 조직으로 이루어져 있는 반면 여성은 근육보다는 지방 조직이 많기 때문에 남자처럼 운동을 통해 가슴에 완전히 근육을 만들거나 모양을 바꾸기는 어렵다. 하지만 운동을 통해 가슴 주변의 근육과 인대들을 발달시키게 되면 가슴에 탄력이 생기고 모양도 예쁘게 만들 수 있다. 다양한 가슴 운동으로 균형 잡힌 가슴 라인을 만들어보자.

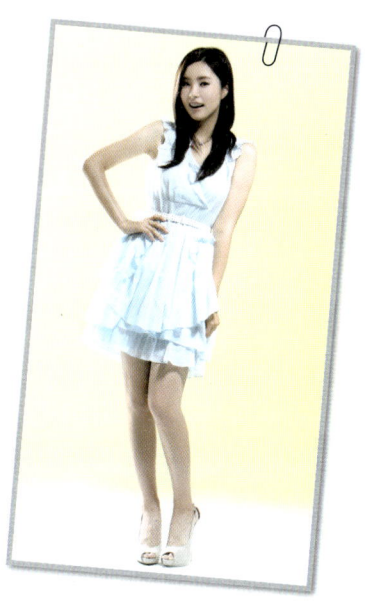

STEP 1 균형 잡힌 가슴라인 만들기

균형 잡힌 가슴라인 만들기

푸시업 PUSHUP

10~50회, 3~5세트 이상

운동효과 » 푸시업은 가장 기초적인 운동이자 몸의 무게를 이용하는 운동으로 적극 추천한다. 가슴에 전반적인 탄력을 주며 어깨 전면에도 충분한 자극을 줄 수 있다.

1

매트에 무릎을 대고 엎드린다. 양손의 간격은 어깨너비보다 조금 더 넓게 벌리고 바닥에 댄다.

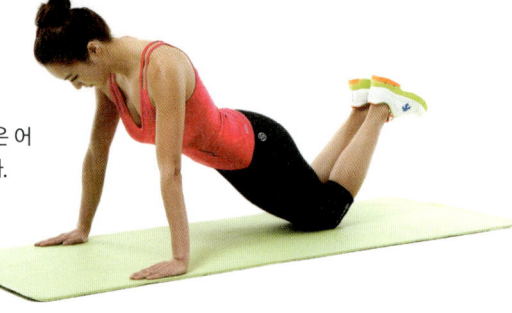

2

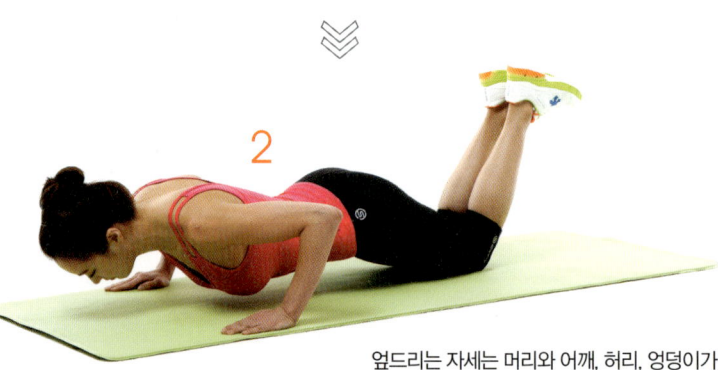

엎드리는 자세는 머리와 어깨, 허리, 엉덩이가 일직선상에 있어야 하며, 팔을 굽혔을 때 가슴 위치가 양손 사이에 올 수 있게 만들어 준다. 호흡을 내쉬면서 팔과 가슴으로 상체를 밀어내며 시작자세로 돌아간다.

CAUTION
팔이 아닌 가슴 근육으로 밀어낸다는 느낌으로 실시하며 가슴 근육의 긴장을 충분히 느낀다.

프론트 체스트 업다운 FRONT CHEST UP DOWN

15~20회, 3~5세트

운동효과 ≫ 가슴과 쇄골라인을 발달시켜 주는 운동으로 가슴 안쪽과 상부에 강한 자극을 준다.

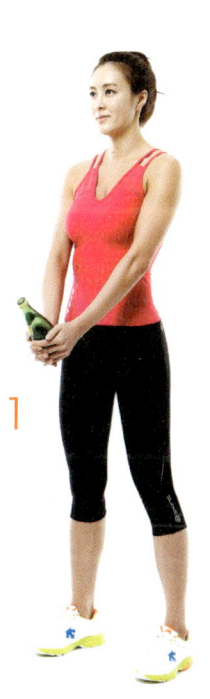

1

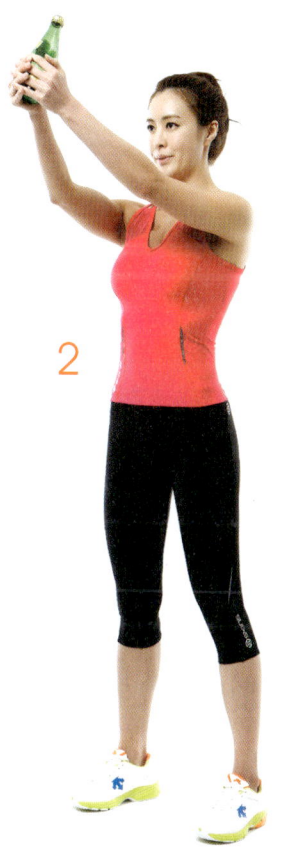

2

양발은 어깨너비로 벌리고 가슴을 내밀고 허리를 곧게 편 상태로 선다. 양손을 모아 가슴보다 약간 아래쪽에 위치시킨다. 이때 물병이나 덤벨을 양손으로 누르듯이 잡아 가슴 근육을 긴장시킨다.

가슴 근육의 긴장을 유지한 채 호흡을 내쉬며 양손을 천천히 얼굴 높이까지 들어 올린다. 다시 천천히 시작자세로 돌아간다.

CAUTION

무거운 무게를 사용하면 어깨에 힘이 많이 들어가 가슴 근육에 집중하기 어렵다. 가슴 근육으로만 동작을 수행할 수 있도록 가벼운 무게를 사용하는 것이 좋다.

덤벨 플라이&프레스 DUMBBELL FLY & PRESS

15회씩, 3세트 이상

운동효과 ≫ 가슴 안쪽과 어깨라인을 함께 발달시켜주는 운동으로 탄력 있는 가슴
라인을 만드는 데 효과적이다.

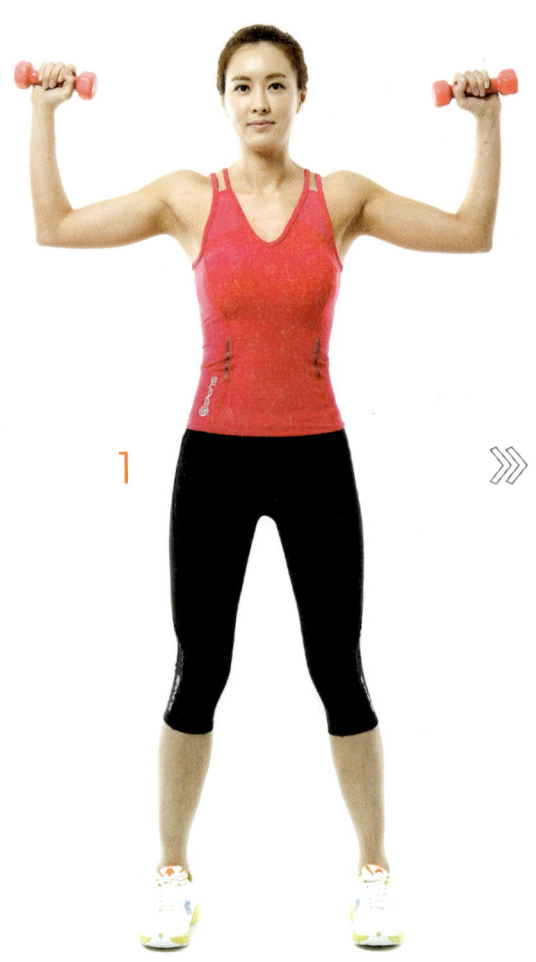

양팔을 90도 정도로 굽히고 손바닥이 정면
을 향하게 하여 덤벨을 잡는다.

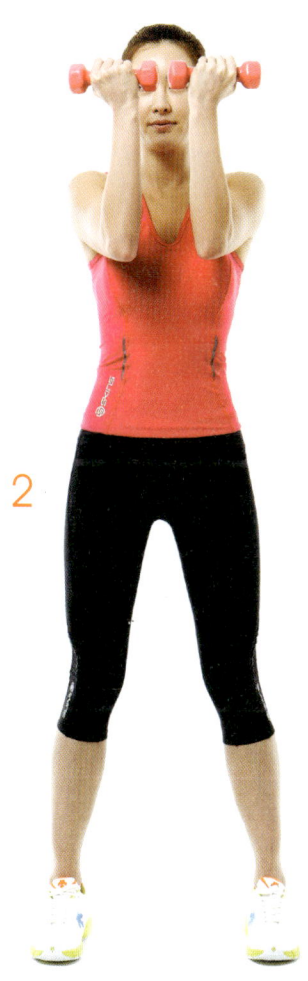

2

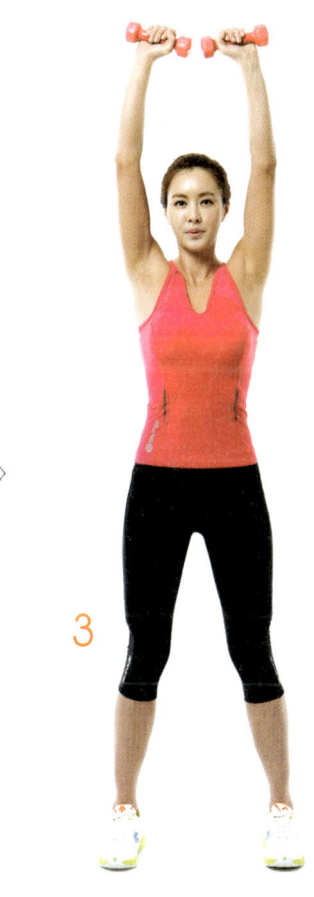

3

호흡을 내쉬며 팔을 가슴 쪽으로 모은다. 이때 팔꿈치를 붙인다는 느낌으로 동작을 실시하고 1초간 유지한다.

다시 호흡을 내쉬며 모은 팔을 머리 위로 밀어 올린다. 어깨 근육의 충분한 긴장을 느낀 후 시작자세로 돌아간다.

CAUTION
팔을 모으는 동작을 천천히 실시하며 가슴 근육의 긴장을 충분히 느낀다.

힙 익스텐션 HIP EXTENSION

15회씩, 3세트 이상

운동효과 ≫ 대퇴이두근과 둔근에 자극을 주는 운동으로 여성들, 특히 좌식생활에 익숙한 사람들의 살찌기 쉬운 엉덩이 살 제거에 효과적이다.

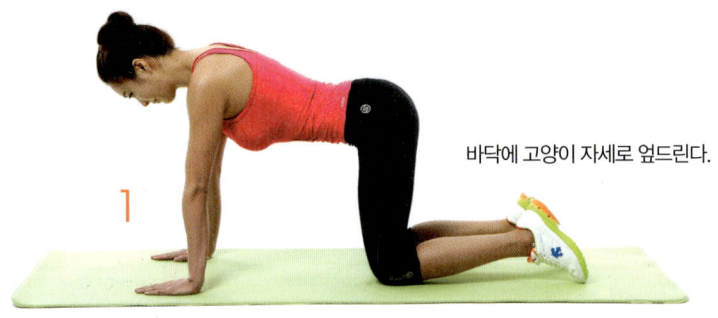

1

바닥에 고양이 자세로 엎드린다.

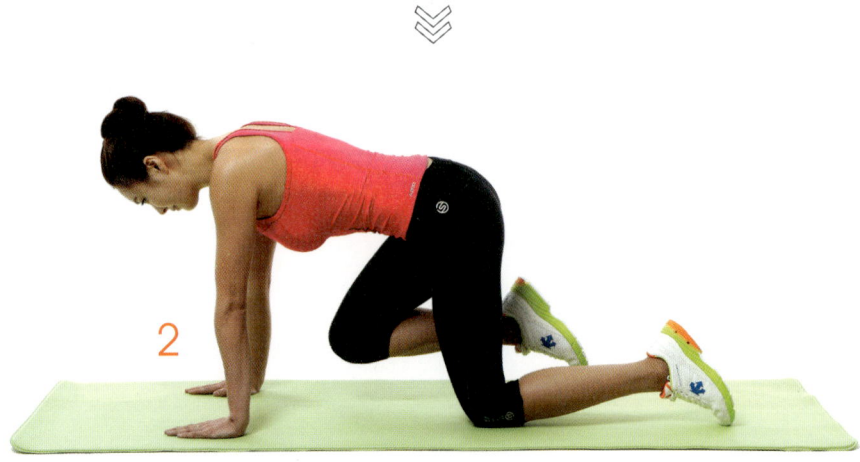

2

무릎이 90도인 상태에서 한쪽 무릎을 위로 살짝 당겨준다.

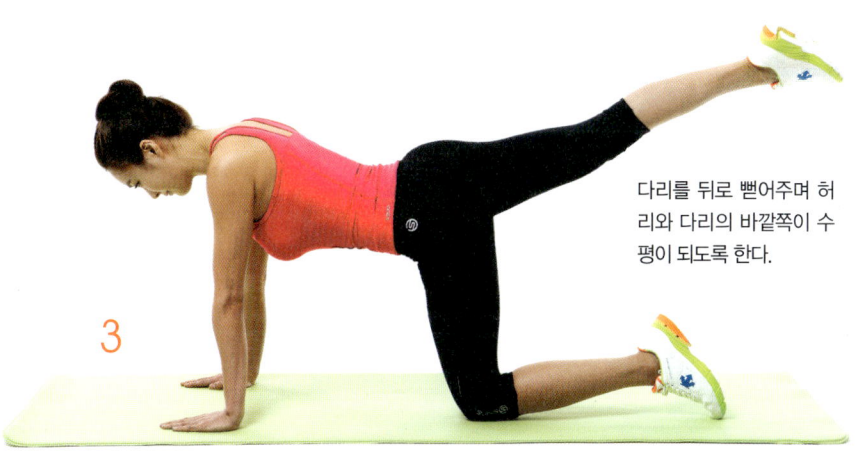

다리를 뒤로 뻗어주며 허리와 다리의 바깥쪽이 수평이 되도록 한다.

3

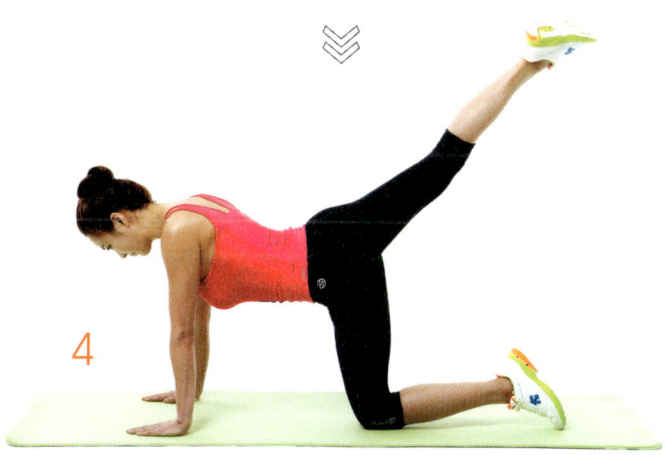

4

그 자세를 유지하며 다리를 더 높게 들어 올리며 엉덩이에 좀 더 강한 자극을 준다. 허벅지 뒤쪽과 엉덩이에 저항을 느끼며 천천히 시작자세로 돌아간다. 반대쪽도 반복한다.

CAUTION
동작을 실시할 때 자세가 흐트러지지 않게 속도를 조절하며 반복한다.

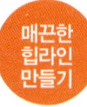
트위스트 런지 | TWIST LUNGE

15~20회, 3~5세트

운동효과 >> 변형된 런지 동작으로 힙 바깥쪽에 라인과 탄력을 만드는 데 매우 효과적인 운동이다.

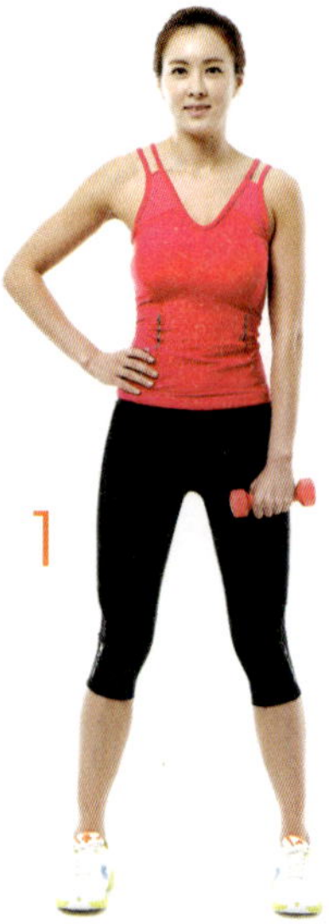

1

왼손에는 덤벨을 들고 오른손
은 골반을 잡는다.

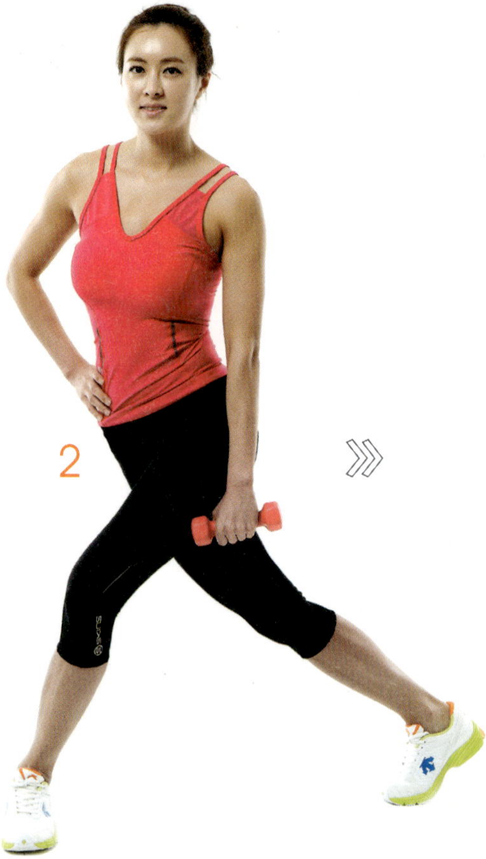

2

오른쪽 다리를 왼쪽 다리 뒤로 길게 빼서 양 다리를 교차시킨다.

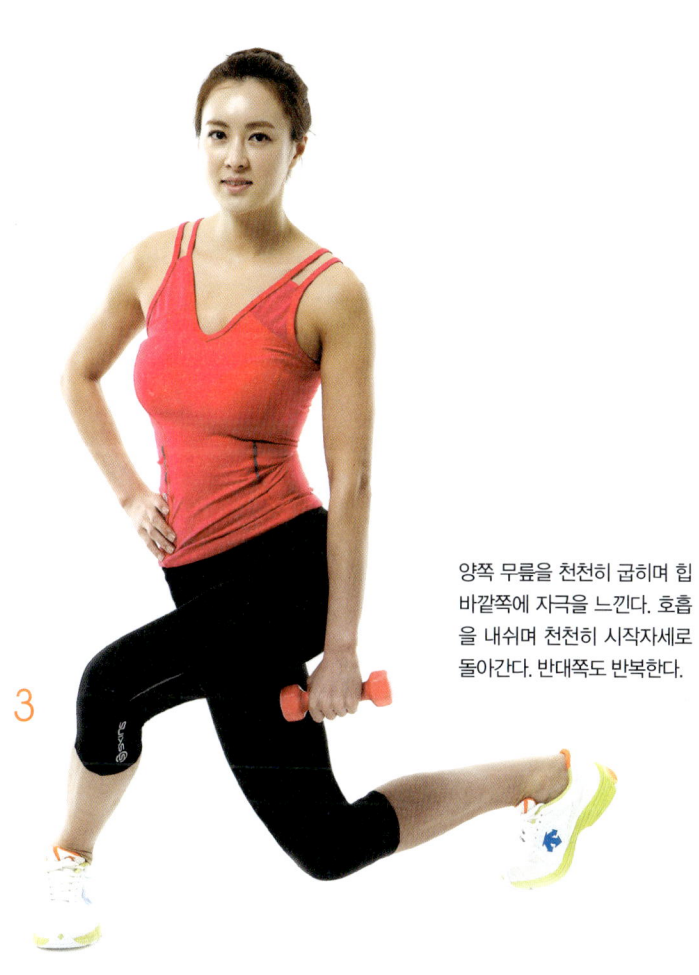

3

양쪽 무릎을 천천히 굽히며 힙 바깥쪽에 자극을 느낀다. 호흡을 내쉬며 천천히 시작자세로 돌아간다. 반대쪽도 반복한다.

CAUTION

무릎을 너무 많이 굽히면 정확한 자극을 받기 힘들다. 천천히 무릎을 굽히면서 정확한 자극을 느끼는 것이 중요하다.

김소연
섹시하고 탄력 있는 팔라인의 비밀

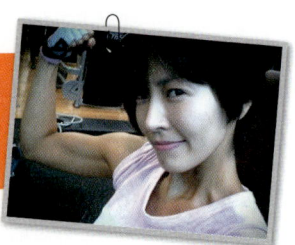

운동 노하우

김소연 씨는 동일한 운동시간에 효과적인 바디라인을 가질 수 있는 타고
난 신체를 가지고 있다. 낮은 체지방과 평균 이상의 근육량을 갖고 있는
김소연 씨의 경우 상대적으로 체중의 변화가 빠르지 않기 때문에 규칙적
인 운동만으로 탄력적인 몸매에 대한 효과를 빠르게 느낄 수가 있었다.
모든 여성이 원하는 팔은 약간의 근육이 있으면서 탄탄한 느낌을 주는
팔일 것이다. 김소연 씨의 경우 팔에 피하지방이 많지 않은 편이어서 플
라이오 매트릭스 훈련과 고중량, 고반복과 같은 힘든 운동보다는 탄력밴
드를 이용하여 등척성운동(정지 상태에서 근육에 자극을 주는 트레이닝)을 통
해 잔근육을 돋보이게 하여 한층 더 탄탄하고 매끄러운 팔라인을 만들 수
있었다.

INTERVIEW with her

Q 연예인으로 활동하다 보면 몸매 관리에 특히 신경이 많이 쓰일 것 같은데, 평소
몸매 관리는 어떻게 하나요?

사실 예전에 드라마 '아이리스' 촬영을 들어가기 전까지는 특별히 몸매 관리에 신경 쓰

지 않는 편이었어요. 실제로 몸무게 변화가 그다지 크지 않은데다 운동을 조금은 귀찮아하고요. 시상식 같은 행사가 있을 경우에는 3~4일 정도 굶는 것으로 관리를 했어요. 그러다가 '아이리스'에 캐스팅되면서 근육질의 여전사 캐릭터를 연기해야 했죠. 자연적으로 탄력 있는 근육을 만들기 위해 김지훈 트레이너를 만나게 되었어요. 본격적으로 운동을 하다 보니 정말 '몸이 달라지는구나.' 라는 것을 느꼈고 체력 또한 너무나 좋아졌어요. 운동을 하기 전에는 장기간의 촬영을 하게 되면 몸과 마음이 많이 피로할 때가 있었거든요. 운동이야 말로 건강과 몸매 관리의 최고의 비법인거 같아서 요즘에도 꾸준히 하고 있어요.

Q 요즘처럼 너무나 바쁜 스케줄로 인해 김지훈 트레이너와 운동을 못할 때에는 소연 씨만이 하는 특별한 운동법이 있나요?

바쁜 스케줄 중에는 트레이너와 운동을 할 시간이 정말 없어요. 보통 24시간 중에 20시간을 촬영하는 날도 있으니까요. 그래서 촬영 중 틈틈이 트레이너와 함께 했던 운동들을 하는데, 촬영장 주위를 가볍게 조깅하거나 제자리에서 할 수 있는 짧은 운동방법들이에요. 특히 봉을 잡고 다리를 뒤로 올리는 힙업운동을 주로 해요. 간단한 운동인데도 몇 번 해보면 정말 몸이 달라진다는 느낌이 들어요.

Q 스케줄을 소화하면서 적정 몸무게를 유지하려면 그만큼 식단도 중요한데요. 특별히 그런 부분에는 어떻게 신경을 쓰고 있나요?

사실 몸무게가 예전보다 조금 늘었어요. 그런데 주위 사람들은 제가 전보다 더 말랐다는 말씀을 하시더라고요. 김지훈 트레이너는 예전보다 체지방량은 줄고 근육량은 늘어서 그렇다고 말씀하세요. 그리고 운동을 하면서 트레이너가 짜준 고단백 저탄수화물 위주의 식단도 많이 도움이 된 것 같아요. 그래서 지금 제 몸매와 몸무게에 만족하고 있어요. 허벅지도 탄력 있고 팔라인도 예뻐지고, 지금은 절대로 몸무게에 연연하지 않아요.

그렇다면 바쁜 스케줄 속에서도 예쁜 몸매를 위해 드시는 음식이 있나요?

저는 두 가지 음식은 항상 가지고 다녀요. 물에 희석한 석류원액과 아몬드 같은 견과류에요. 석류원액은 석류의 에스트로겐 성분이 피부를 깨끗하게 만들어주고 아몬드, 땅콩 같은 견과류는 탄력 있는 피부와 근육을 유지시켜 주는 효과가 있다고 해요. 그리고 밥을 먹을 때 단백질 섭취에도 신경을 많이 쓰고 있어요.

김지훈 트레이너와 함께 하는 운동이 혼자 하는 운동보다 좋은 점이 있다면 어떤 점을 들 수 있을까요?

좋은 점이 많죠. 전문 트레이너와 운동을 한다는 건 운동에 대한 지식이나 경험이 없는 사람들에게 있어 최고의 방법이라고 생각해요. 확실히 전문가들과 같이 운동을 하게 되면 우선 나의 신체의 특징을 알고 잡아주시니까 무조건 믿고 맡기고 또 따라가게 돼요. 그래서 꼭 원하는 결과를 얻게 된다는 게 가장 큰 장점이죠.

요즘 인터넷상에서는 한창 김소연 등라인 또는 김소연 팔라인 만들기에 대한 운동방법들이 나오곤 하는데요, 실제로 많은 분들이 소연 씨의 팔과 등라인을 보고 많은 문의를 하세요. 특별히 아름다운 등과 팔라인을 갖기 위한 소연 씨만의 운동방법들이 있나요?

아름다운 팔라인? 너무 부끄럽네요. 항상 김지훈 트레이너는 웨이트 트레이닝을 할 때 동작속도를 늘 중요시 하셨어요. 단순히 밀고 당기기가 아니라, 그 신체 부위에 가장 큰 자극을 느끼면서 밀고 당기는 감각을 알려 주셨죠. 특히 팔라인과 등라인의 경우 힘을 줄 때는 속도를 높였고, 다시 처음 자세로 돌아가는 부분에서는 천천히 버티면서 운동을 하도록 지도해주셨어요. 김지훈 트레이너와 운동이 끝난 후에 집에서 틈틈이 탄력밴드라는 운동기구를 이용해서 많은 연습을 했더니 어느 정도의 시간이 지나자 팔과 등의 근육들이 조금씩 갈라지는 것을 느낄 수 있었어요. 이런 올바른 운동방법과 앞에 말한 단백질 위주의 식단이 탄력 있는 팔과 등라인을 만들어 준 거라고 생각해요.

신체 부위 중에 가장 자신 있는 부위는 어디인가요?

제가 가장 자신 있는 부위는 힙이에요. 가장 꾸준히 해주고 있는 부위 운동 역시 힙운동
이에요. 저의 경우 운동을 시작하고 정말 놀랄 만큼 효과가 보이더라고요. 효과가 눈에 보
이니까 더 열심히 하게 되겠죠? 힙업이 되면서 자연적으로 신체의 균형도 잡히는 것 같
아요.

 이번에 저희 김지훈 트레이너가 책을 발간하는데 한 말씀만 해주세요.

김지훈 트레이너를 만나기 전엔 제 몸과 몸에 관련된 지식들을 전혀 몰랐어요. 김지훈 트
레이너 덕분에 정말 다시 태어났다는 생각을 했어요. 많은 것들을 배우고 많이 달라졌다
는 것을 느껴요. 너무나 감사하고 꼭! 책이 대박 나셨으면 좋겠습니다.

드라마 '아이리스'의 김소연을 기억한다면 가장 먼저 떠오르는 것이 강인한 '여전사'로의 변신에 성공한 카멜레온 같은 그녀의 모습일 것이다. 그 중에서도 매스컴을 통해 공개되었던 에이팀과 함께한 그녀의 운동모습에서 우리는 기존에 없던 강한 체력의 소유자 '김소연'을 재발견 할 수 있었다. 특히나 두드러지는 그녀의 섹시하고 탄력 있는 팔라인은 '이제 더 이상 마르기만 한 몸매는 아름답지 않다.'는 사실을 새삼 느끼게 해주기에 충분했다. 드라마 '아이리스'를 준비하면서 에이팀과 함께한 그녀의 운동비법은 바로 '탄력밴드!'. 밴드 하나로 여전사로 변신한 그녀의 운동방법에는 어떤 비밀이 숨어있는지 지금부터 파헤쳐 보도록 하자.

탄력밴드를 이용한 트레이닝은 근력과 유연성을 동시에 발달시킬 수 있는 치명적인 매력이 있다. 탄력밴드는 밴드 자체의 탄력성이 근육의 수축과 이완뿐만 아니라 인대나 건과 같은 관절기관의 유연성에도 직접적인 영향을 미치기 때문이다.

탄력밴드를 이용한 스트레칭은 대부분 동적인 스트레칭인데, 이를 통해서 관절과 근육에 부담을 주지 않는 근력 강화가 가능하다. 이 때문에 운동을 낯설어 하는 사람, 혹은 재활을 필요로 하는 사람에게 아주 효과가 좋다. 탄력밴드를 이용한 운동을 시작하기 전에 먼저 알아야 할 가장 중요한 한 가지! 탄력밴드는 색깔별로 강도가 다르므로 자신에게 맞는 밴드를 선택하는 것이 중요하다. 그렇다면 독자들의 선택을 돕기 위한 밴드 고르기 팁을 먼저 살펴보도록 하자.

테라밴드의 종류

현재 시중에서 판매되고 있는 밴드 제품은 강도별로 노란색, 빨간색, 초록색, 파란색, 검정색, 은색, 금색의 7단계로 구분되어 있다.

• **탄성 강도 순서** 노란색 ⇦ 빨간색 ⇦ 초록색 ⇦ 파란색 ⇦ 검정색 ⇦ 은색 ⇦ 금색

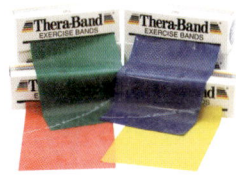
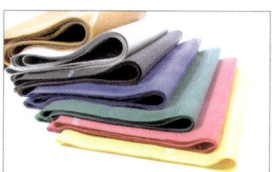

테라밴드 레벨표

컬러	노란색	빨간색	초록색	파란색	검정색	은색	금색
강도	Thin	Medium	Heavy	Extra heavy	Special heavy	Super heavy	Max
레벨	-1	0	+1	+2	+3	+4	+5

테라밴드 색상별 저항력 도표

테라밴드 저항력 (kg)	테라밴드 종류		테라밴드를 늘렸을 때의 길이		
	색상	레벨	20cm	40cm	60cm
	노란색	-1	0.7	1.0	1.1
	빨간색	0	0.9	1.6	2.0
	초록색	+1	1.1	1.9	2.3
	파란색	+2	1.4	2.8	3.4
	검정색	+3	1.8	3.4	4.1
	은색	+4	2.8	4.4	5.9
	금색	+5	3.4	5.9	7.0

테라밴드 색상별 권장 대상

밴드 색상	권장 대상
노란색	노약자 및 어린이
빨간색	일반 여성
초록색	일반 남성
파란색	
검정색	
은색	운동선수 등 강한 강도를 필요로 하는 사람
금색	

자료출처 www.sportsnine.com

래터럴 레이즈 LATERAL RAISE

10~30회, 3~5세트 이상

운동효과 ≫ 전체적인 팔라인이 예뻐지기 위해서는 어깨운동이 꼭 필요하다. 래터 럴 레이즈는 어깨에서부터 팔까지 연결되는 전체적인 근육에 탄력을 주고 예쁜 라 인을 만들기 위한 필수 운동이다. 또한 중간 삼각근 강화는 물론 팔을 수평으로 들 어 올리면 승모근 전면과 상부를 단련시켜 준다.

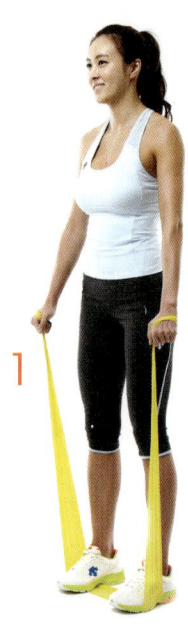

1

양손이 마주보게 밴드를 감아 잡고 밴드 위에 선 다음 팔을 옆구리 옆에 둔다.

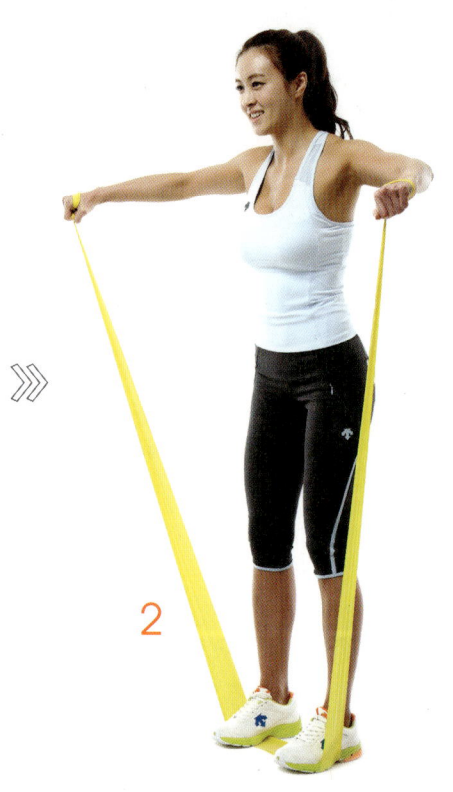

2

팔꿈치를 약간 굽힌 상태로 호흡을 들이쉬며 팔을 어깨 높 이로 들어 올린다. 그 상태에서 약 2초간 정지한 다음 호흡 을 내쉬며 시작자세로 천천히 돌아간다.

CAUTION

이 운동은 팔을 무리하게 들어 올리지 않도록 주의한다. 어깨와 얼굴이 일직선이 되게 바 른 자세로 서며, 복부에 살짝 힘을 주고 무릎을 약간 구부린 자세에서 동작을 실시한다.

102

밴드운동
:이두

암 컬 ARM CURL

10~30회, 3~5세트 이상

운동효과 » 이 운동은 팔의 앞부분에 탄력을 만드는 데 매우 효과적이다.

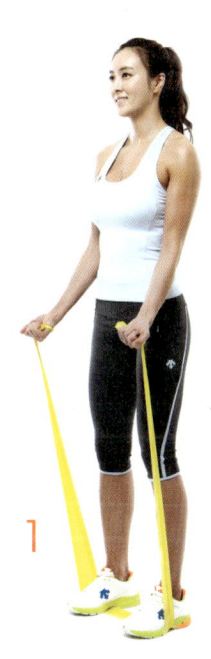

1 손바닥을 위로 향하게 밴드를 잡고 팔을 펴고 밴드 위에 선다.

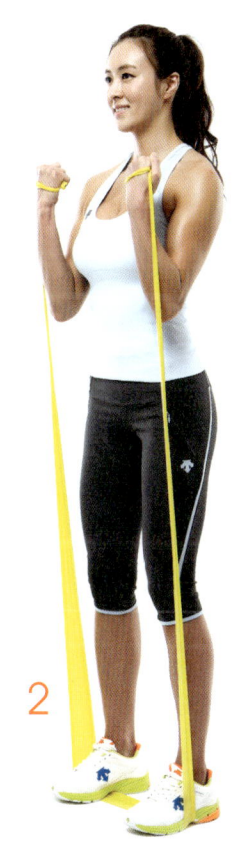

2 상완을 들어 올린다. 완전히 들어 올린 상태에서 1초 간 강하게 수축하고 호흡을 내뱉으며 시작자세로 천 천히 돌아간다.

CAUTION

밴드가 끊어지는 상황이 발생하면 눈을 다칠 수 있으므로 주의한다. 운동능력에 따라 밴 드를 선택한다.

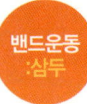
킥백 KICK BACK

10~30회, 3~5세트 이상

운동효과 >> 이 운동은 팔의 뒷부분 전체에 탄력을 만드는 데 효과적인 운동이다.

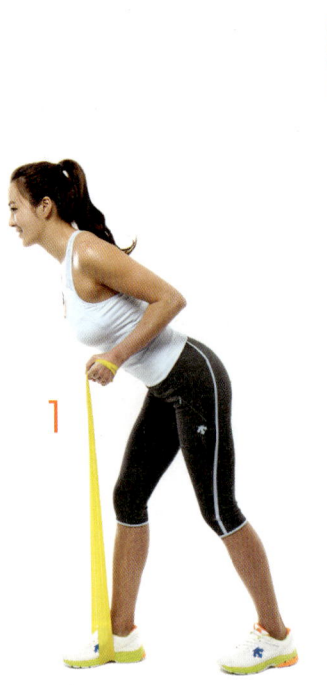

1

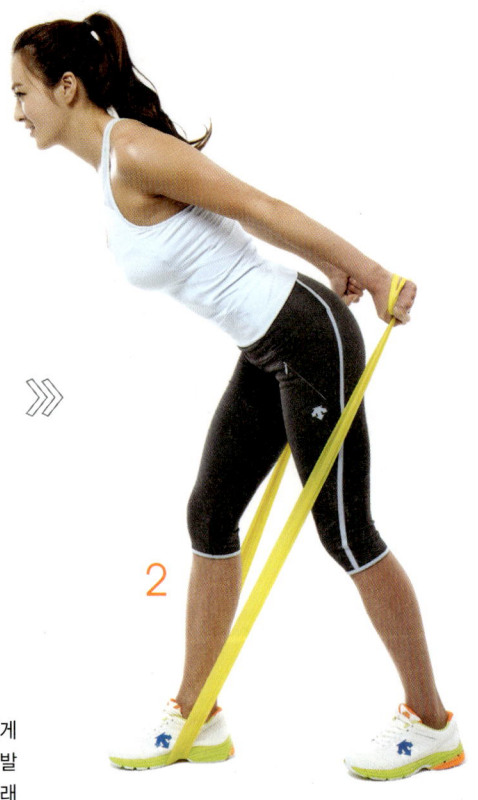

2

다리를 자연스럽게 구부리고 허리는 곧게
유지하며 상체를 앞으로 기울인다. 앞쪽 발
에 밴드를 고정시키고 엄지손가락이 아래
방향을 향하게 하여 밴드를 잡는다.

팔을 뒤쪽으로 펴준다. 이때 호흡을 내쉬면서 팔을 최
대한 쭉 펴주고 1초간 강하게 수축한다. 호흡을 들이
쉬며 시작자세로 돌아간다.

CAUTION

허리를 곧게 유지하며 몸이 틀어지지 않도록 고정시킨다.

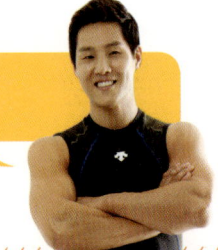

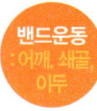

밴드운동
: 어깨, 쇄골, 이두

밴드 업라이트 로우 BAND UPRIGHT ROW

10~30회, 3~5세트 이상

운동효과 ≫ 어깨 앞쪽과 팔의 앞부분, 그리고 쇄골라인까지 발달시켜주는 효과적인 운동이다.

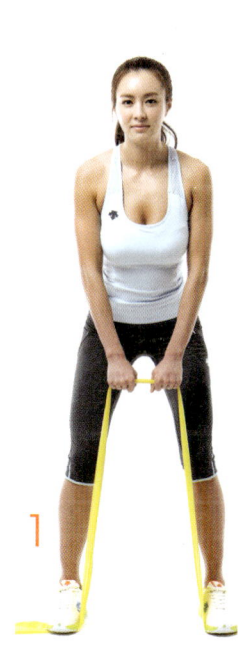

1

양발을 어깨너비보다 조금 넓게 서서 밴드를 밟고, 양손을 모아 밴드의 가운데를 잡는다.

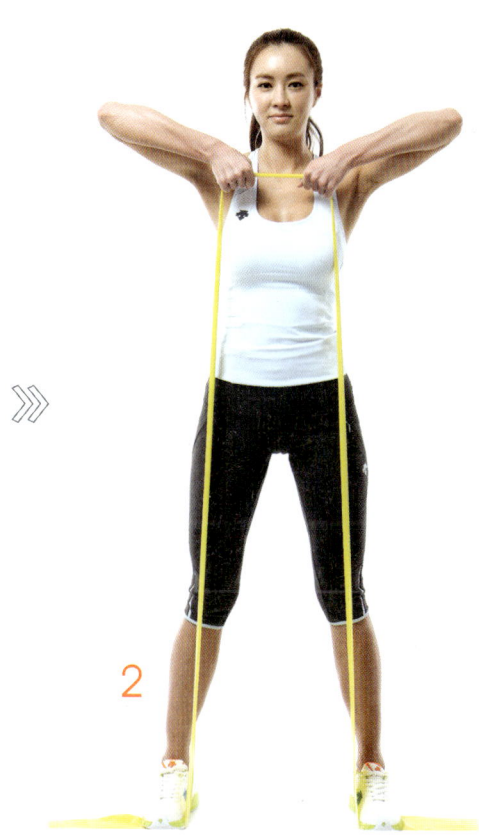

2

호흡을 내쉬며 밴드를 머리 쪽으로 당긴다. 다시 천천히 시작자세로 돌아간다.

CAUTION

팔꿈치의 위치가 손보다 높아야 정확한 목표 부위에 자극을 전달할 수 있다.

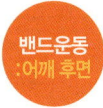
밴드 벤트 오버 래터럴 레이즈
BAND BENT OVER LATERAL RAISE

10~30회, 3~5세트 이상

운동효과 ≫ 어깨 후면과 전체적인 팔의 뒤쪽 라인을 완성시키는 데 효과적인 운동
이다.

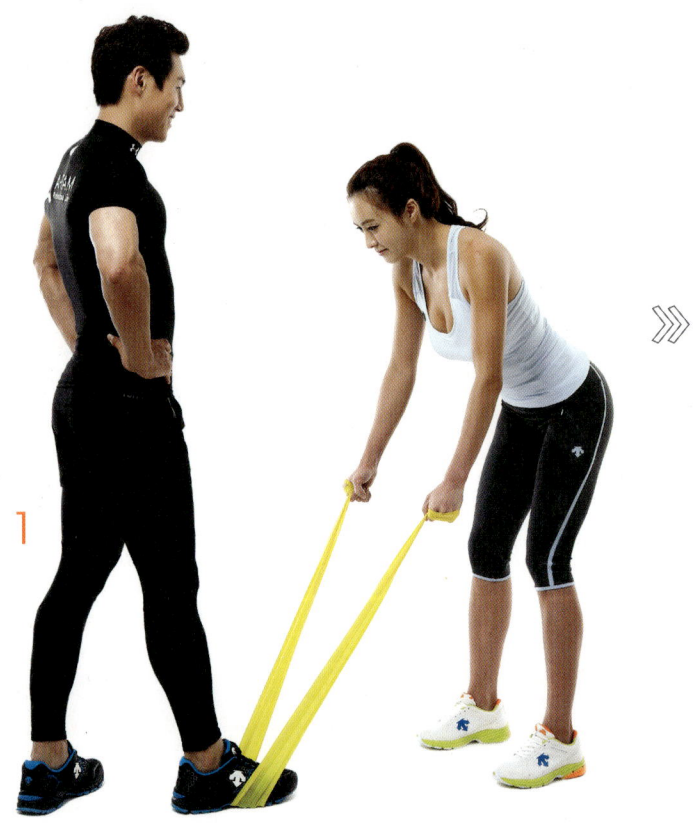

다리를 자연스럽게 구부리고 허리는 곧게 유지하며 상체를 앞으로 기울인
다. 무릎 높이나 그보다 낮은 높이 정도에 밴드를 고정시키고 양손으로 밴드
의 끝을 잡는다.

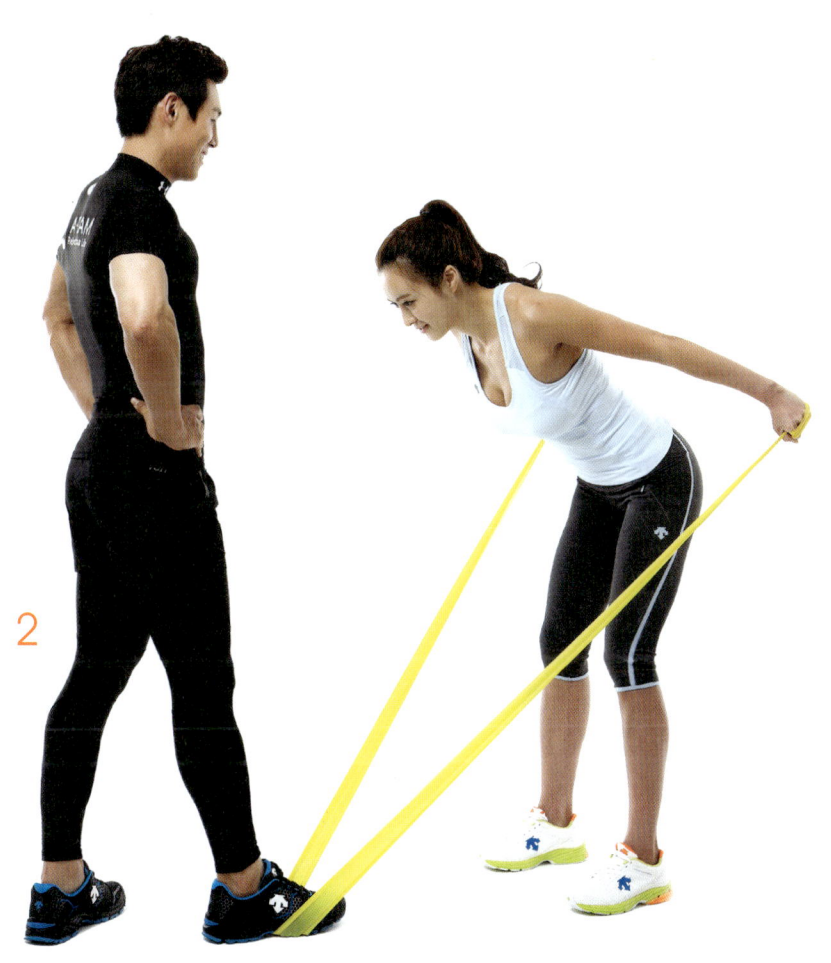

2

팔을 살짝 굽힌 상태를 유지하고 호흡을 내쉬며 팔을 등 뒤쪽으로 움직이며 밴드를
당긴다. 다시 천천히 시작자세로 돌아간다.

CAUTION
너무 무리해서 당기게 되면 목표 부위가 아닌 다른 곳에 힘이 들어갈 수 있다. 그렇기 때
문에 서서히 당기는 거리를 늘려가며 목표 부위에 집중한다.

한지혜
매끈한 다리라인과 매혹적인 쇄골의 비밀

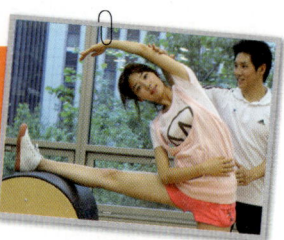

운동 노하우

한지혜 씨의 경우 날씬하면서도 군살이 없는 체형이라고 할 수 있다. 다소 말라 보이는 몸매 때문에 하체 근력운동을 통해 선이 뚜렷한 라인과 볼륨을 갖게 하였으며, 맨몸으로 할 수 있는 간단한 스트레칭으로 한층 돋보이는 쇄골을 만들었다. 워낙 기본 골격이 이상적인 비율로 자리 잡고 있기 때문에 적절한 운동만으로도 충분히 아름다운 라인을 가질 수 있는 몸매의 소유자라고 할 수 있다.

INTERVIEW with her

Q 연예인으로 활동하다 보면 몸매 관리에 특히 신경이 많이 쓰일 것 같은데, 평소 몸매 관리는 어떻게 하나요?

평소에는 필라테스를 즐겨 하고 있어요. 그리고 웨이트 트레이닝도 하고 있어요. 제가 운동을 굉장히 좋아해서 계절마다 즐길 수 있는 계절 스포츠는 꼭 해요. 잠깐씩 시간을 내서라도 스노보드를 타러 가고 그래요.

바쁜 스케줄에 쫓기다 보면 규칙적으로 운동하기가 여의치 않을 때가 있을 텐데, 그럴 때 틈틈이 할 수 있는 나만의 특별한 운동 비법이 있으면 소개해 주세요.

집에서 하는 운동은 스트레칭 위주로 하고 있어요.

 평소 식사관리는 어떻게 하나요?

식사시간이 워낙 불규칙적인 생활을 하다 보니 하루에 두 끼 정도 먹으면 많이 먹는 편에 속해요. 한 번 먹을 때 먹고 싶은 걸 마음껏 먹기는 하는데요, 식사가 불규칙한 걸 제가 아니까 영양소를 골고루 섭취하려고 노력해요. 야채는 항상 챙겨 먹으려고 하고 건강에 좋은 음식을 많이 먹으려고 해요. 그리고 제가 한식을 좋아하거든요. 그래서 밥을 잘 챙겨 먹으려고 하고 일부러 야채와 과일도 열심히 먹어요. 촬영하기 전에 집에서 야채나 과일 등을 미리 갈아서 차에서 이동 중에 먹을 때도 있어요.

 어떤 음식의 유혹을 가장 참기 힘든가요?

라면이랑 피자요. 제가 특히 라면을 너무 좋아해요.

 김지훈 트레이너와 함께 하는 운동이 혼자 하는 운동보다 좋은 점이 있다면 어떤 점을 들 수 있을까요?

다 좋은 것 같아요. 특히 지루하지 않고 정확한 동작으로 운동을 할 수 있어서 시간 투자 대비 효율성이 높은 것 같고요. 항상 선생님과 같이 운동을 하게 되면 중간에 빠지거나 느슨해지지 않고 열심히 하게 되어서 좋은 것 같아요.

 신체 부위 중에 가장 자신 있는 부위는 어디인가요?

운동을 하면 할수록 변하는 것 같아요. 운동 전에는 콤플렉스였던 부위도 운동을 하면서 예쁘게 변하니까 나중엔 단점인 부분이 장점으로 바뀌는 것 같아요. 그래서 운동을 하면서 더 재미도 느끼고 이런 이유 때문에 운동에 중독이 된다는 말이 생기나 봐요. 운동은 거짓말을 안 하거든요. 노력한 만큼 결과가 나타나니까요. 쇄골과 어깨라인, 허리라인, 힙 라인 등 운동 후에 이런 부분에 자신감이 생긴 것 같아요.

 평소 운동할 때 가장 신경을 많이 쓰는 부분이 있다면?

허리라인, 힙라인 등 전체적인 라인에 신경을 많이 써요.

 앞으로 도전하고 싶은 스포츠 종목이 있다면?

봅슬레이? 하하 농담이구요. 리듬체조? 왈츠나 살사 같은 춤도 배워보고 싶어요. 우아하 면서도 몸매 라인도 잡아줄 수 있는 운동을 해보고 싶어요.

 한지혜 씨께서 추구하는 바디 이미지는?

외국의 슈퍼모델들을 보면 탄력 있고 탄탄한 느낌이 나는 몸매가 예뻐 보이고 그런 몸매 가 되기 위해 운동하고 노력하고 있어요. 길고 예쁘게 빠진 근육을 갖고 싶어요.

 한지혜 씨에게 운동이란?

나를 사랑하는 또 하나의 방법? 운동을 해야 몸의 세포들이 살아나는 것 같아요. 잠자고 있던 세포들을 깨우고 내 몸에 에너지를 채우는 것 같은 느낌이 너무 좋아요. 그리고 일 단 운동을 하고 나서 몸이 변하는 걸 지켜보는 게 너무 좋아요.

김지훈 트레이너에게 한마디 부탁 드려요.

김지훈 트레이너와 함께 운동할 수 있어서 너무 좋았고요. 항상 에너지 넘치고 한결같은 김지훈 트레이너와 함께 계속 운동하고 싶어요.

스쿼트와 런지는 보편적으로 많이 알려진 운동이기 때문에 조금 식상할 수 있지만 그 효과에 대해서는 모든 트레이너가 인정하는 최고의 운동이다. 매끈한 다리라인을 만들기 위해서는 하체의 여러 가지 근육을 다양하게 자극해야 하기 때문에 이 운동들이 큰 도움을 줄 것이다. 매끈한 쇄골라인을 갖기 위해서는 어깨가 앞쪽으로 굽어져서는 안 된다. 스트레칭과 운동을 통해 어깨를 곧게 펴고 매끈한 쇄골라인을 만들어보자.

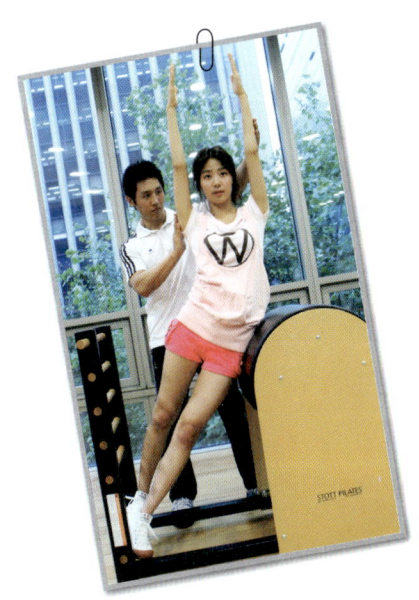

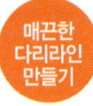
매끈한 다리라인 만들기

스쿼트 SQUAT

15~30회, 3~5세트

운동효과 » 이 운동은 하체 전체 근육을 발달시키고 탄력을 만드는 데 아주 효과적이다. 움직이는 동작에 따라 엉덩이와 허리까지 자극을 주어 골반라인을 만드는 데도 그만이다.

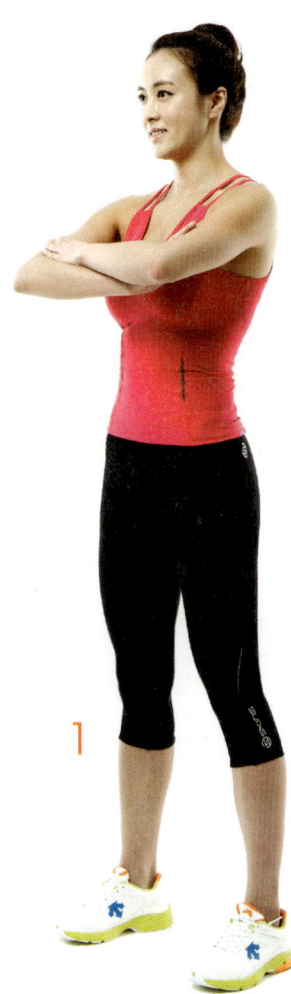

양손을 어깨 높이까지 올려 팔짱을 끼고 양발은 어깨너비로 벌린다. 가슴을 펴고 허리를 곧게 세운 상태로 시선은 약간 위를 향하게 한다.

1

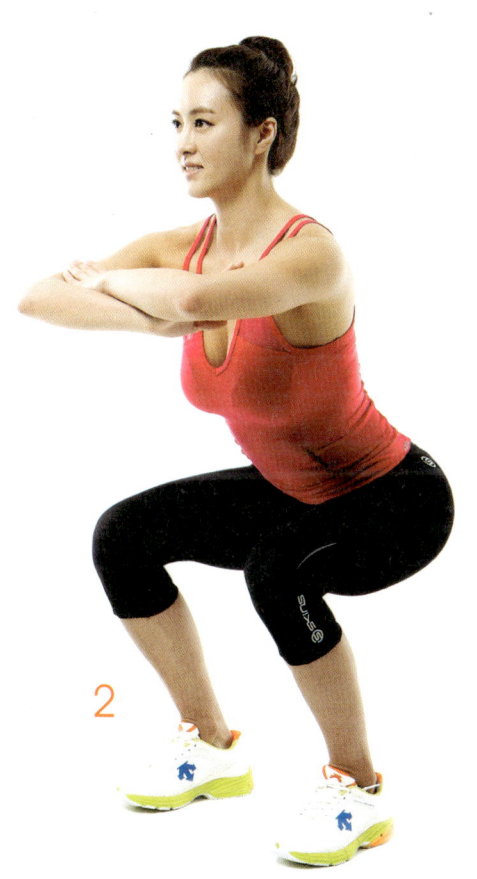

2

엉덩이를 뒤쪽으로 빼면서 무릎을 천천히 굽히며 앉는다. 이때 무릎이 발끝을 과도하게 넘지 않도록 주의하고, 체중을 허벅지와 엉덩이, 허리 등 골반 주변에 있는 근육으로 지탱한다는 느낌을 유지한 채 동작을 실시한다. 엉덩이가 무릎 높이보다 낮게 위치할 때까지 앉고 호흡을 내쉬며 시작자세로 돌아간다.

CAUTION

동작 중 무릎은 발끝 방향을 향하게 해야 한다. 운동을 처음 접하는 사람은 골반 주변 근육이 굳어있어 정확한 가동범위가 나오지 않는 경우가 생길 수 있다. 이때는 정확한 자세로 천천히 반복하며 가동범위를 점차 늘려가는 것이 좋다.

매끈한 다리라인 만들기

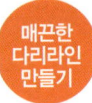

런지 LUNGE

15~30회, 3~5세트

운동효과 » 다리의 전체적인 라인과 힙업을 시키는 데 아주 효과가 좋은 운동이다. 밸런스를 잡으며 동작을 실시해야 하기 때문에 균형감각과 운동협응력을 기르는 데도 효과적이다.

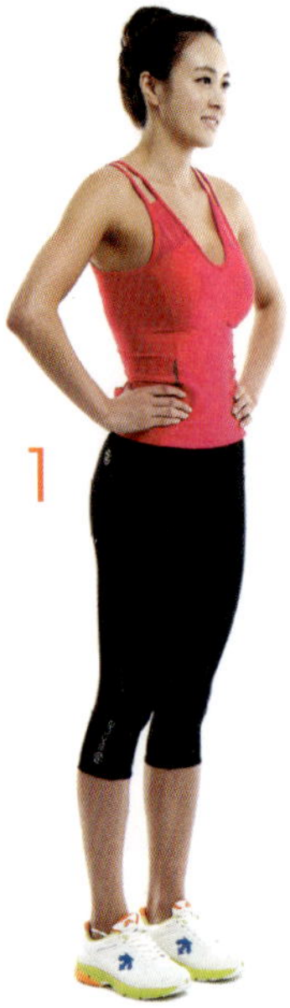

1

차려자세에서 양손은 골반을 잡고 선다.

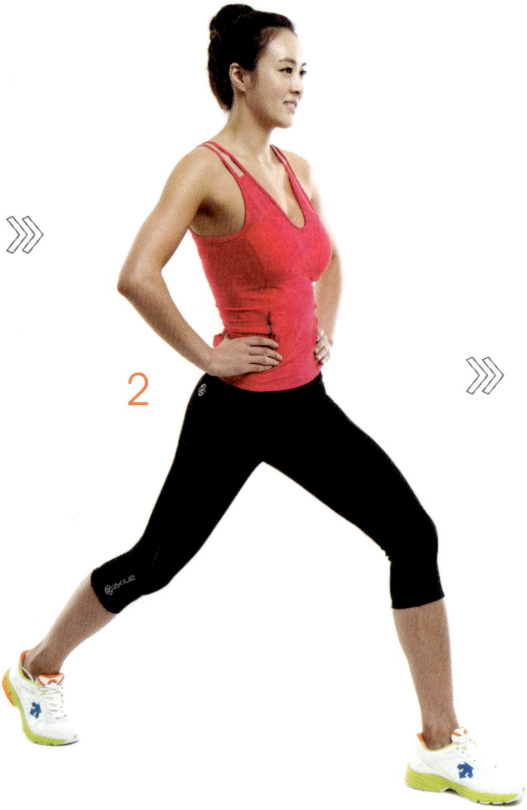

2

한쪽 발을 큰 한걸음만큼 앞으로 내딛는다. 단, 두발이 같은 선상이 아닌 11자 형태가 되도록 보폭을 조정한다.

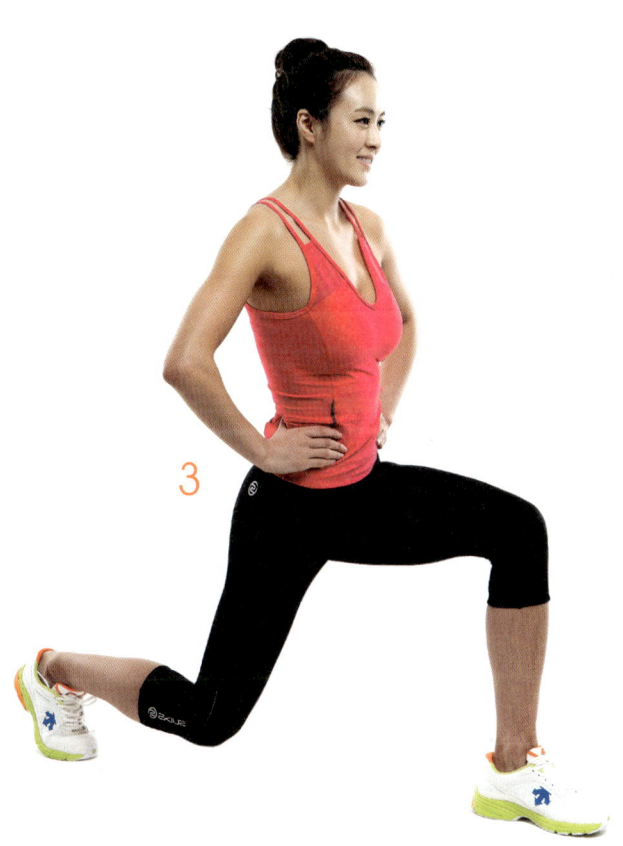

몸의 중심이 흐트러지지 않도록 주의하며 상체가 아래 방향으로 내려가도록 양 무릎을 굽히며 앉는다. 이때 호흡을 들이쉬며 앞뒤다리가 90도 정도가 될 때까지 무릎을 굽혀준다. 뒤쪽 다리가 바닥에 닿기 전까지 내린 후 호흡을 내쉬며 천천히 시작자세로 돌아간다. 반대쪽 발도 실시한다.

CAUTION
아래 방향으로 앉을 때 상체가 앞이나 뒤로 쏠리지 않도록 한다.

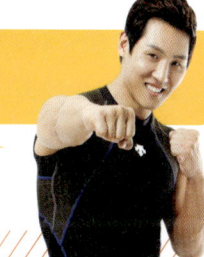

매끈한 다리라인 만들기

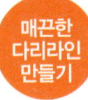

원 레그컬 ONE LEG CURL

20~40회, 3~5세트

운동효과 » 허벅지 뒤쪽 라인과 힙업을 시키는 데 효과적인 운동법이다.

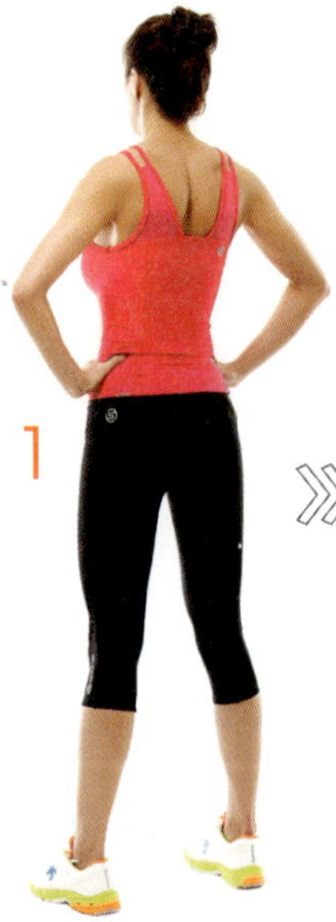

1

양손은 골반을 잡고 양 발은 어깨너비 정도로 벌리고 선다.

2

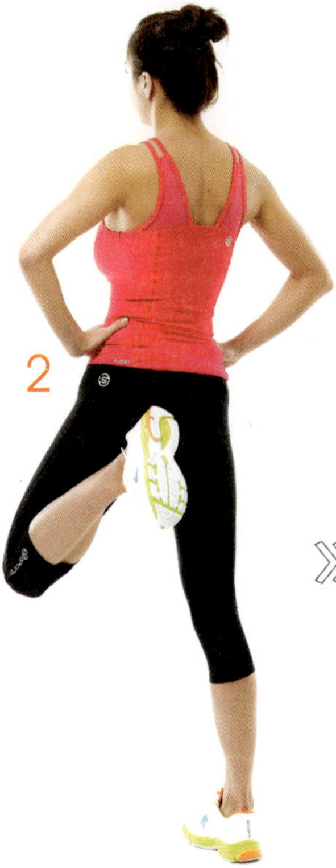

호흡을 내쉬면서 한쪽 다리씩 접으며 발뒤꿈치로 엉덩이를 친다는 느낌으로 동작을 실시한다.

3

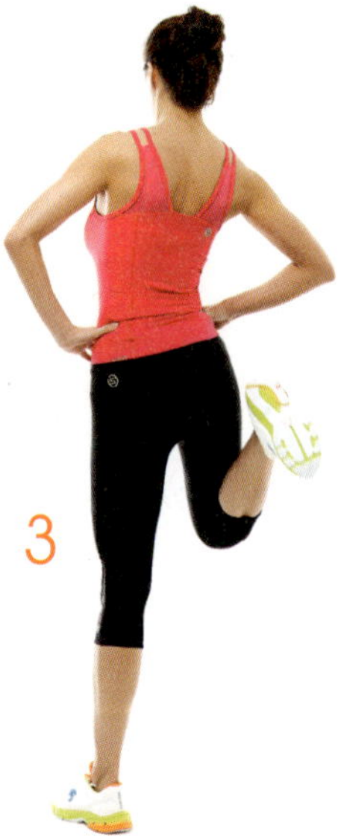

가볍게 리듬을 타며 양 다리를 반복하며 실시한다.

CAUTION

허벅지 뒤쪽 근육이 긴장되는 느낌을 정확히 느끼며 실시한다.

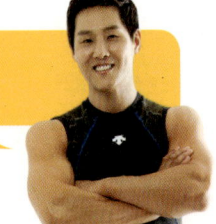

매혹적인 쇄골라인 만들기

숄더 프레스 SHOULDER PRESS

15~20회, 3~5세트

운동효과 » 전체적인 어깨 근육과 쇄골라인에 탄력을 만들어주는 대표적인 운동이다.

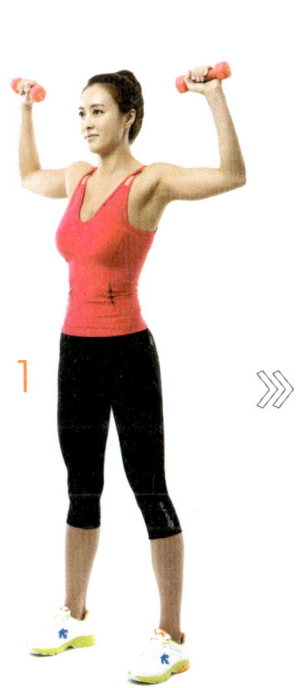

1

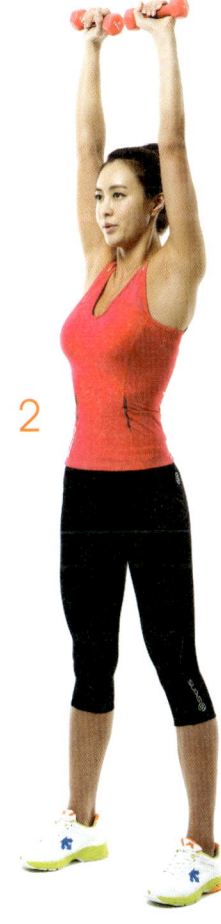

2

호흡을 내쉬면서 양팔을 모으며 머리 위로 밀어 올린다. 천천히 시작자세로 돌아가며 다시 반복한다.

양발을 어깨너비로 벌리고 서서 양손에 덤벨을 잡는다. 이때 팔은 90도 정도로 굽힌 상태를 유지한다.

CAUTION

팔로만 밀어내는 느낌이 아닌 상체 전체로 밀어낸다는 느낌으로 실시해야 어깨와 쇄골에 자극을 전달할 수 있다.

매혹적인 쇄골라인 만들기

쇄골 스트레칭 CLAVICLE STRETCH

1~3분, 1일 3회 이상

운동효과 ≫ 여성은 신체 특성상 가슴 구조와 무게 때문에 어깨관절이 앞쪽으로 커브가 생겨 구부정한 자세가 되기 쉽다. 이때 쇄골 역시 주변 근육의 영향으로 제 모양을 찾지 못하는 경우가 생긴다. 이 스트레칭은 어깨관절의 커브를 막아주고 쇄골 주변의 근육을 스트레칭 시켜 예쁜 쇄골라인을 만들 수 있도록 도와준다.

2인 1조

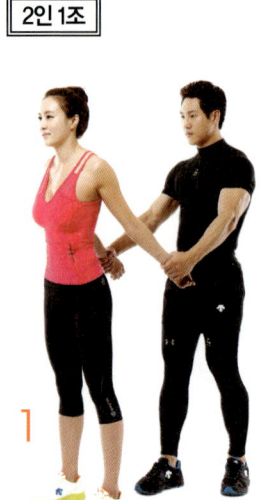

1

가슴을 펴고 양손바닥이 바깥쪽을 향하게 하여 뒤쪽에서 다른 한 사람이 양손을 잡아준다.

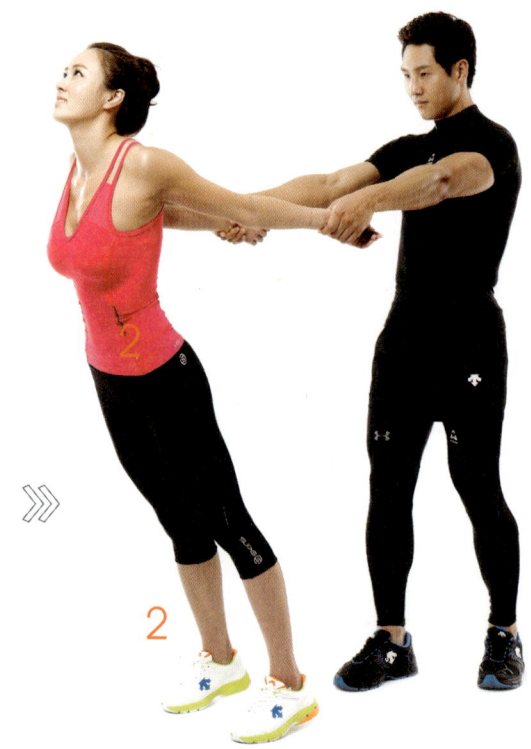

2

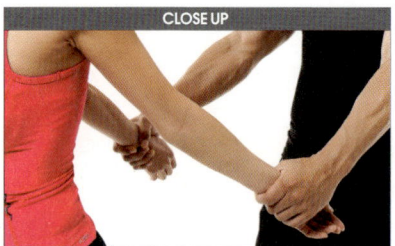

CLOSE UP

뒤쪽에서 양손을 잡아준 사람을 지탱하며 몸을 앞쪽으로 기울인다. 이때 호흡을 내쉬며 어깨와 가슴 쇄골 부분이 스트레칭 되는 느낌을 느끼며 천천히 동작을 유지한다.

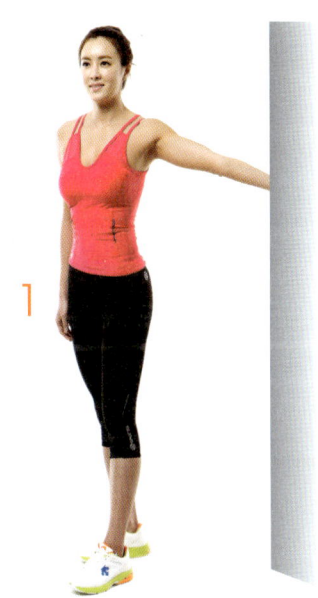

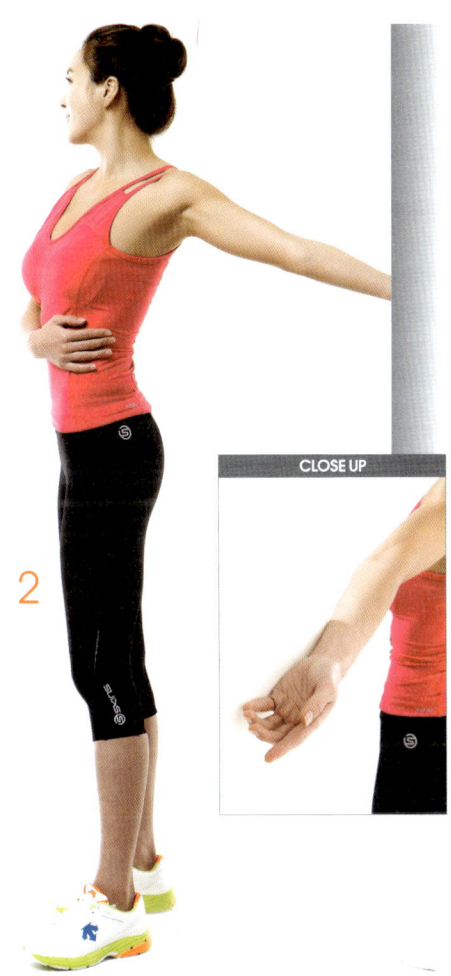

CLOSE UP

1

2

혼자서 실시하는 경우 한쪽 팔을 손바닥이 바깥쪽을 향하게 하여 기둥에 지탱하고 몸을 팔과 반대 방향으로 움직이며 스트레칭을 실시한다.

이때 호흡을 내쉬며 어깨와 가슴 쇄골 부분이 스트레칭 되는 느낌을 느끼며 천천히 동작을 유지한다. 반대쪽도 반복한다.

CAUTION

너무 강제적으로 가동범위를 늘리게 되면 근육에 상해를 입을 수 있으므로 점차적으로 가동범위를 늘려가는 것이 좋다.

한그루
철저한 자기관리의 비밀

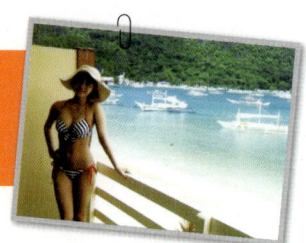

운동 노하우

청순한 소녀 이미지로 유명한 한그루 씨. 그녀는 '소녀K'의 주연을 맡으면서 상당히 어려운 액션들을 직접 해내기 위해 복싱과 근력운동을 열심히 병행한 결과 청순한 이미지와는 전혀 다른 탄력 넘치고 글래머러스한 반전 몸매를 갖게 되었다. 특히 몸매의 탄력은 필자가 지도했던 여자 연예인 중 최고 수준에 속한다. 평소에 맛있는 음식을 즐기고 먹성이 좋기 때문에 운동시간 외에도 일상생활 속에서 틈틈이 운동하며 완벽한 몸매를 유지하고 있다.

INTERVIEW with her

Q 연예인으로 활동하다 보면 몸매 관리에 특히 신경이 많이 쓰일 것 같은데, 평소 몸매 관리는 어떻게 하나요?

몸을 가만히 안 두려고 하는 편이에요. 스케줄 끝나고 집에 늦게 들어와도 운동은 꼭 하고 자요. 집에서 할 수 있는 운동과 스트레칭은 매일매일 꼭 해요. 쉬는 날에는 센터에 나가서 운동하려고 하고요.

바쁜 스케줄에 쫓기다 보면 규칙적으로 운동하기가 여의치 않을 때가 있을 텐데, 그럴 때 틈틈이 할 수 있는 나만의 특별한 운동 비법이 있으면 소개해 주세요.

대기실이나 운동할만한 공간이 있을 때마다 의자나 간단한 도구를 활용해서 운동을 해요. 제일 중요한 건 마음가짐 같아요. 장소나 상황 때문에 운동을 대충 한다면 효과가 없다고 생각해요. 언제 어디서든 운동을 할 때는 집중해서 자세와 느낌을 신경 쓰는 게 가장 중요한 비법인 것 같아요.

 평소 식사관리는 어떻게 하나요?

저는 먹는 걸 너무 좋아해서 다이어트를 할 때도 절대 굶으면서 하지는 않아요. '먹고 운동하자' 스타일이라 아침, 점심, 저녁 꼭 챙겨 먹어요. 그래도 아침은 많이 먹고, 점심은 적당히, 저녁은 조금 모자란 듯한 느낌으로 조절은 해요.

 어떤 음식의 유혹을 가장 참기가 힘든가요?

단 거요! 아이스크림. 아이스크림을 너무 좋아해서 특히 여름에는 너무 힘들어요. 살 안 찌는 아이스크림이 있었으면 좋겠어요.

 스케줄에 쫓겨 제때 식사를 못하는 경우가 종종 생길 텐데, 이동 중에 몸매 관리를 위해 주로 즐겨 드시는 나만의 식단이 있다면?

고구마! 과일! 특히 고구마는 조금만 먹어도 포만감을 느껴서 특히 다이어트 할 때 좋은 것 같아요. 과일은 평소 제가 너무 좋아해서 즐겨 먹어요.

 김지훈 트레이너와 함께 하는 운동이 혼자 하는 운동보다 좋은 점이 있다면 어떤 점을 들 수 있을까요?

즐거워요. 혼자 할 땐 더 빨리 지치고 힘들 때가 있는데 함께 운동하면 즐겁고 에너지가 더 넘치는 기분이에요. 그리고 무엇보다 운동할 때 자세 하나하나 꼼꼼히 체크해주시니 너무 좋아요.

Q **신체 부위 중에 가장 자신 있는 부위와 자신 없는 부위는 어디인가요?**

가장 자신 있는 부위는 다리요! 예전엔 허벅지에 비해 종아리가 너무 가늘어서 콤플렉스
였는데 운동하면서 라인이 잡혀가니까 오히려 더 매력적인 다리가 된 것 같아요. 너무 자
랑인가요?(웃음)

자신 없는 부위는 허리! 자신 없다기보다는 늘 신경 써야 하는 부위인 것 같아요. 밥 먹으
면 제일 먼저 신경 쓰이고, 살이 쪄도 제일 먼저 찌는 부위고. 여자들은 허리라인이 예뻐
야 하잖아요.

Q **평소 운동할 때 가장 신경을 많이 쓰는 부분이 있다면?**

허리부터 다리까지 다리라인 만들기에 신경을 많이 쓰고 있어요.

Q **김지훈 트레이너와 꾸준히 운동한 후에 자신에게 가장 크게 생긴 변화가 있다면?**

신체적인 변화가 제일 크겠죠? 몸의 균형도 잡히고 라인도 예뻐지고. 특히 제가 어릴 적
부터 춤을 춰서 허리 디스크가 있었는데 운동한 이후에는 허리에 근육이 많이 생겼는지
통증이 많이 사라졌어요.

Q **앞으로 도전하고 싶은 스포츠 종목이 있다면?**

복싱이요! 조금 배워보긴 했는데 좀 더 전문적으로 배워보고 싶어요.

Q **한그루 씨께서 추구하는 바디 이미지는?**

건강미! 단순히 마른 몸매가 아닌 건강해 보이고 탄력 있는 몸매.

Q **한그루 씨는 여성이라면 누구나 부러워할 만한 몸매를 가졌습니다. 혹시 콤플렉**

스가 있나요? 이를 보완하기 위해 주로 하는 운동이나 노력이 있다면?

특정 부위에 대한 콤플렉스 보단 체질에 좀 불만이 있어요. 먹는 걸 너무 좋아하는데 먹으면 살이 잘 찌는 체질이라 하루도 거르지 않고 운동해야 해서 가끔 너무 힘들 때도 있어요. 그래도 매일 운동하니 확실히 체력은 좋아지는 것 같아요.

 김지훈 트레이너에 대한 한그루 씨의 생각은 어떤가요?

멋쟁이 김지훈 트레이너님. 이분과 함께하면 스트레스보단 즐거움으로 운동할 수 있는 것 같아요. 전 평생 함께할 예정이에요.

 마지막으로 한그루 씨에게 운동이란?

우울증 치료제요. 사실 연예인이란 직업이 감정 기복도 심하고 특히 일이 없을 땐 너무 불안하고 스트레스 받을 때가 많아요. 근데 운동을 하면서 더 부지런해지고 매일매일 할 일이 있다는 것, 나를 위해 무언가 내 힘으로 할 수 있다는 것에 큰 행복을 느끼는 것 같아요. 그러다 보니 오히려 다음 작품 하기 전까지 체력도 더 좋아지고 더 예뻐질 수 있고 자신감도 커지고 해서 뿌듯함을 느껴요. 이제는 저에게 운동은 생활이 되어 버렸어요.

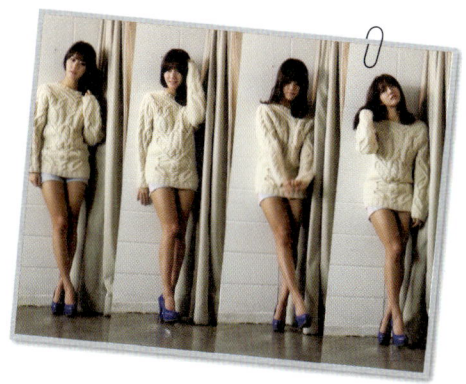

현대사회의 여성들은 섭취 칼로리에 비해 운동량이 많이 부족하다. 일하는 중간 중간 잠깐의 시간을 활용하여 운동을 해보자. 의자를 활용한 운동은 집과 사무실 어디서나 할 수 있는 쉬운 운동이다. 하지만 이 쉬운 운동도 집중력을 발휘해서 실시한다면 분명히 긍정적인 효과를 줄 수 있다고 장담한다. 정해진 시간에 일정한 시간을 운동에 할애하는 것이 가장 좋지만 더 중요한 것은 시간이 아닌 강도이다! 짧은 시간이라도 집중해서 강도 있게 실시해보자.

셀프 트레이닝 의자를 이용한 힙업운동 HIP UP WITH CHAIR

15~30회, 3세트 이상

운동효과 ≫ 의자를 이용한 간단한 운동으로 엉덩이와 다리라인을 예쁘게 만들 수 있는 운동이다.

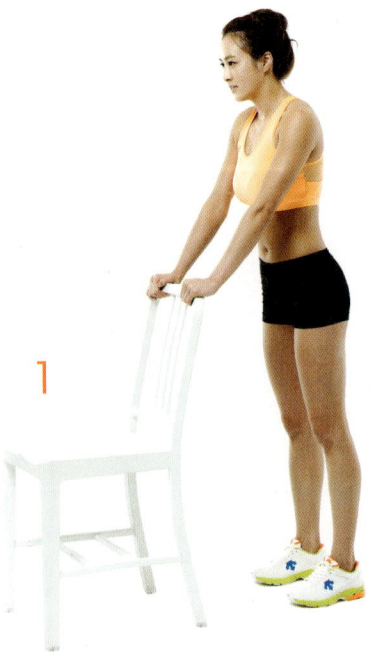

1

의자 등받이에 팔을 대고 상체를 지탱한다. 허리를 곧게 펴고 시선은 정면을 응시한다.

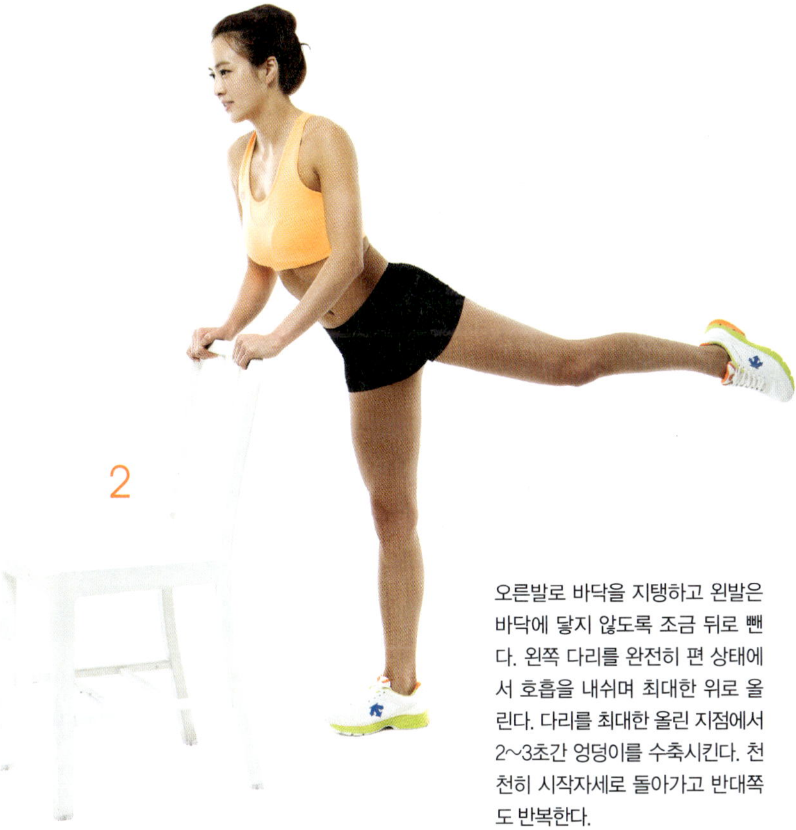

2

오른발로 바닥을 지탱하고 왼발은 바닥에 닿지 않도록 조금 뒤로 뺀다. 왼쪽 다리를 완전히 편 상태에서 호흡을 내쉬며 최대한 위로 올린다. 다리를 최대한 올린 지점에서 2~3초간 엉덩이를 수축시킨다. 천천히 시작자세로 돌아가고 반대쪽도 반복한다.

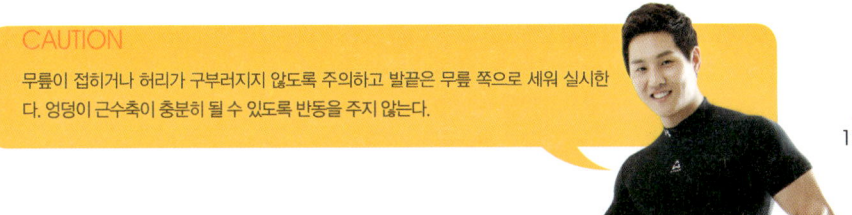

CAUTION
무릎이 접히거나 허리가 구부러지지 않도록 주의하고 발끝은 무릎 쪽으로 세워 실시한다. 엉덩이 근수축이 충분히 될 수 있도록 반동을 주지 않는다.

의자를 이용한 복부운동 ABS WITH CHAIR

15~30회, 3~5세트

운동효과 ≫ 의자를 이용하여 복부를 단련시키는 운동으로 여성들의 가장 큰 고민 중의 하나인 하복부를 단련시켜주는 운동이다.

1 의자끝에 걸터 앉는다.

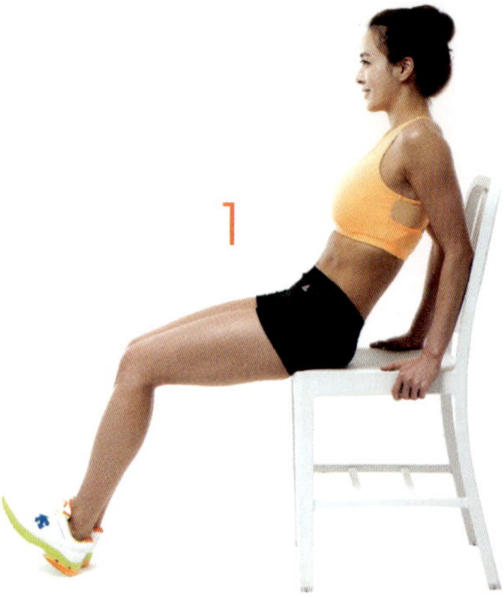

≫

2

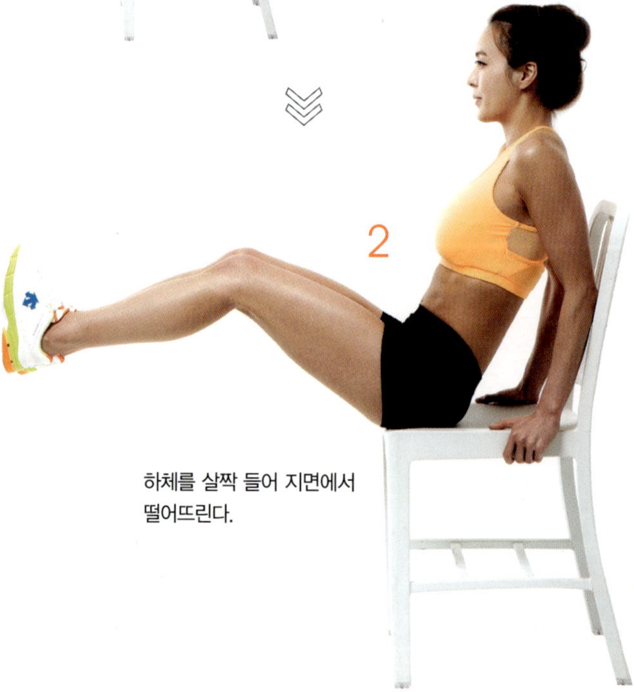

하체를 살짝 들어 지면에서 떨어뜨린다.

126

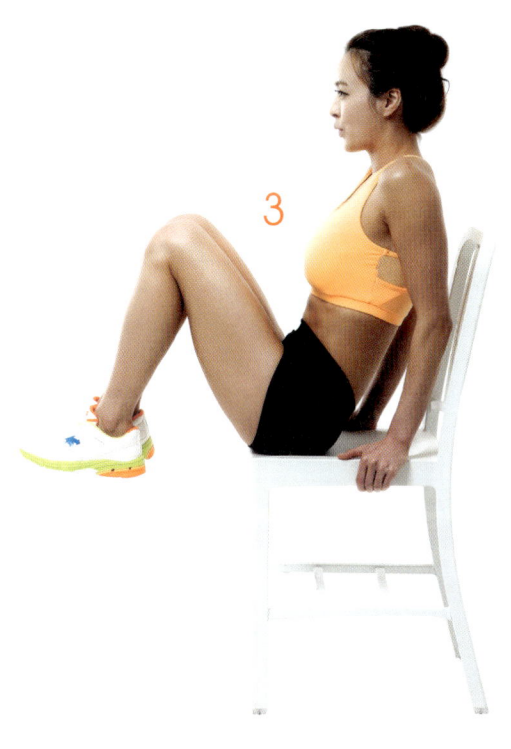

3

호흡을 내쉬며 무릎을 가슴
부위까지 당겨 올린다.

⌄⌄

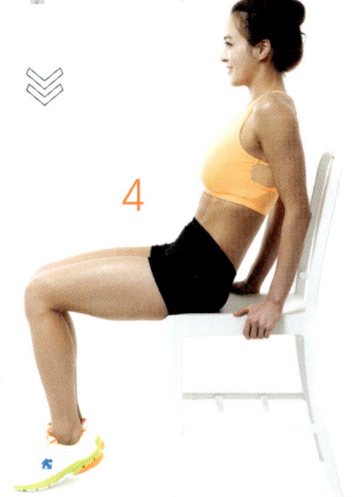

4

복부 근육을 충분히 수축시킨 후
천천히 시작자세로 돌아간다.

의자를 이용한 팔운동 TRICEPS WITH CHAIR

15~30회, 3~5세트

운동효과 >> 의자를 이용하여 팔을 단련시키는 운동으로 여성들의 가장 큰 고민 중의 하나인 팔 뒤쪽 부위 삼두근을 단련시켜주는 운동이다.

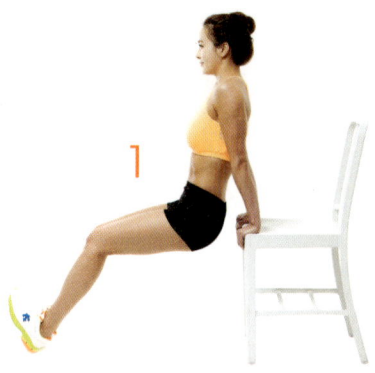

1 양손을 뒤로 하여 어깨너비만큼 벌리고 의자 끝을 잡는다. 다리는 무릎을 살짝 굽힌 상태에서 한 발짝 앞으로 뻗어놓고 양발을 모은다.

엉덩이가 의자에 스치듯이 천천히 내려간다. 이때 팔로 체중을 지탱하며 자세를 유지한다. 호흡을 내쉬며 천천히 팔 힘으로 몸을 밀어내고 시작자세로 돌아간다.

2

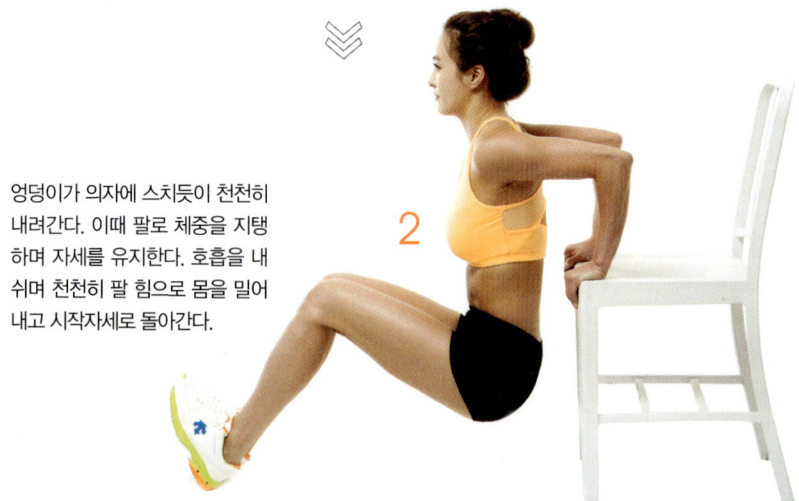

CAUTION
처음부터 너무 빠른 속도나 과도한 가동범위는 팔꿈치나 어깨에 부상을 줄 수 있으므로 점차적으로 운동량을 늘려가도록 한다.

셀프 트레이닝

의자를 이용한 어깨와 목 스트레칭
SHOULDER&NECK STRETCH WITH CHAIR

1~2분, 3~5회

운동효과 ≫ 장시간 의자에 앉아 있으면 목이나 어깨가 많이 뭉치고 등이 구부정해질 수 있다. 1시간에 5분 정도는 이 스트레칭을 하면서 신체의 변형을 예방하면 아름다운 몸매를 만드는 데 큰 도움이 될 수 있다.

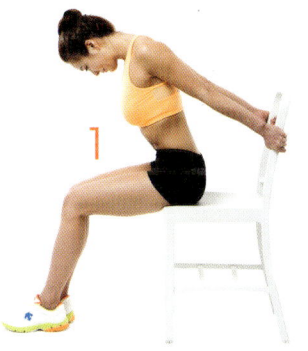

1 의자 끝쪽에 걸터앉아 양손으로 등받이를 잡는다. 양팔을 곧게 편 상태를 유지하며 몸을 앞쪽으로 기울인다.

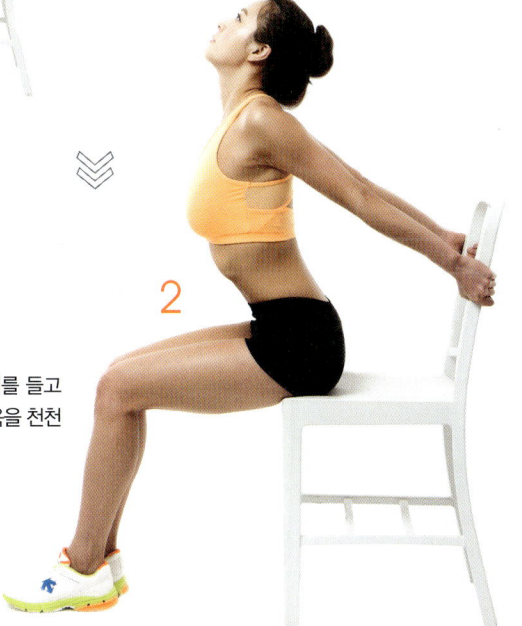

2 호흡을 내쉬며 고개를 들고 어깨와 가슴, 목 근육을 천천히 늘려준다.

CAUTION

갑자기 무리해서 근육을 늘리면 상해의 위험이 있기 때문에 천천히 가동범위와 시간을 늘리며 운동강도를 설정한다.

129

셀프 트레이닝

의자를 이용한 다리 스트레칭
LEG STRETCH WITH CHAIR

30초~1분, 5~10세트

운동효과 >> 장시간 책상에 앉아있는 경우 허리가 뻐근하고 통증을 느낄 수 있다. 허리 근육과 연결되어 있는 허벅지 뒤쪽 근육을 이완시켜 허리 근육의 긴장을 풀어주면 통증을 완화시키고 허리건강에 도움이 될 수 있다.

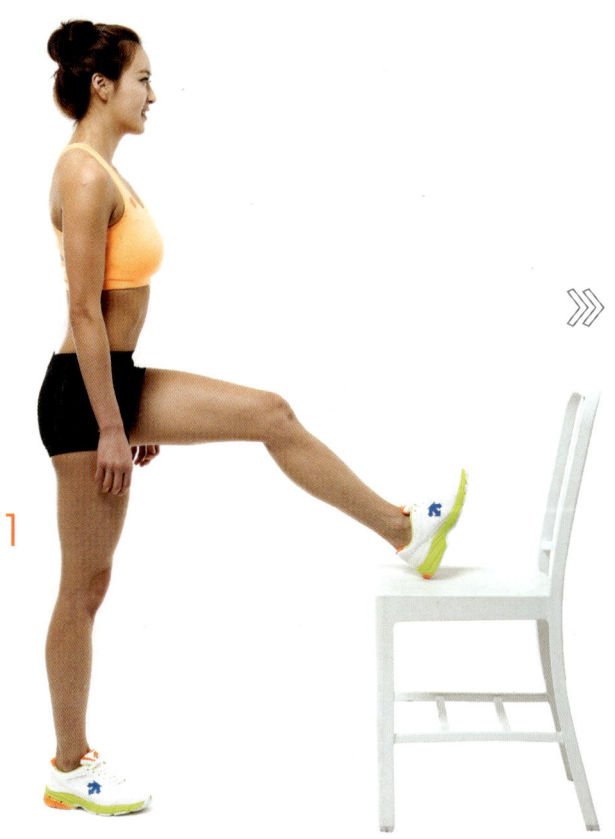

1

60cm 정도 높이의 의자에 한쪽 다리를 펴서 올린다.

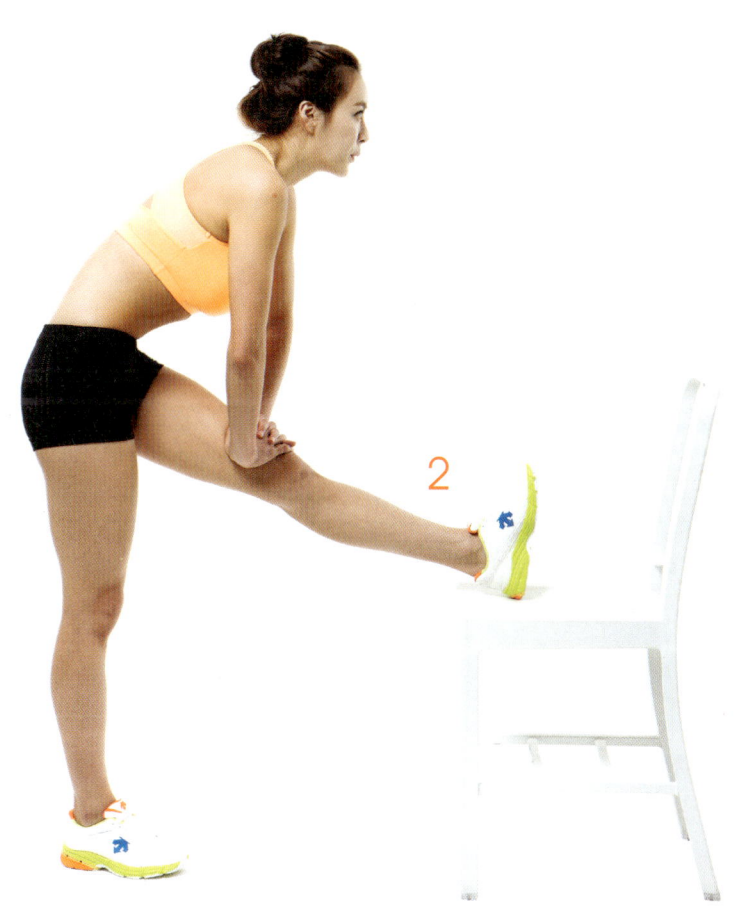

양손으로 올린 다리의 무릎을 잡고 호흡을 내쉬며 허리를 숙이
고 허벅지 뒤쪽 근육을 이완시킨다. 1분 정도 자세를 유지하고
반대쪽 다리도 반복한다.

CAUTION
갑자기 무리해서 근육을 늘이면 상해의 위험이 있기 때문에 천천히 가동범위와 시간을
늘리며 운동강도를 설정한다.

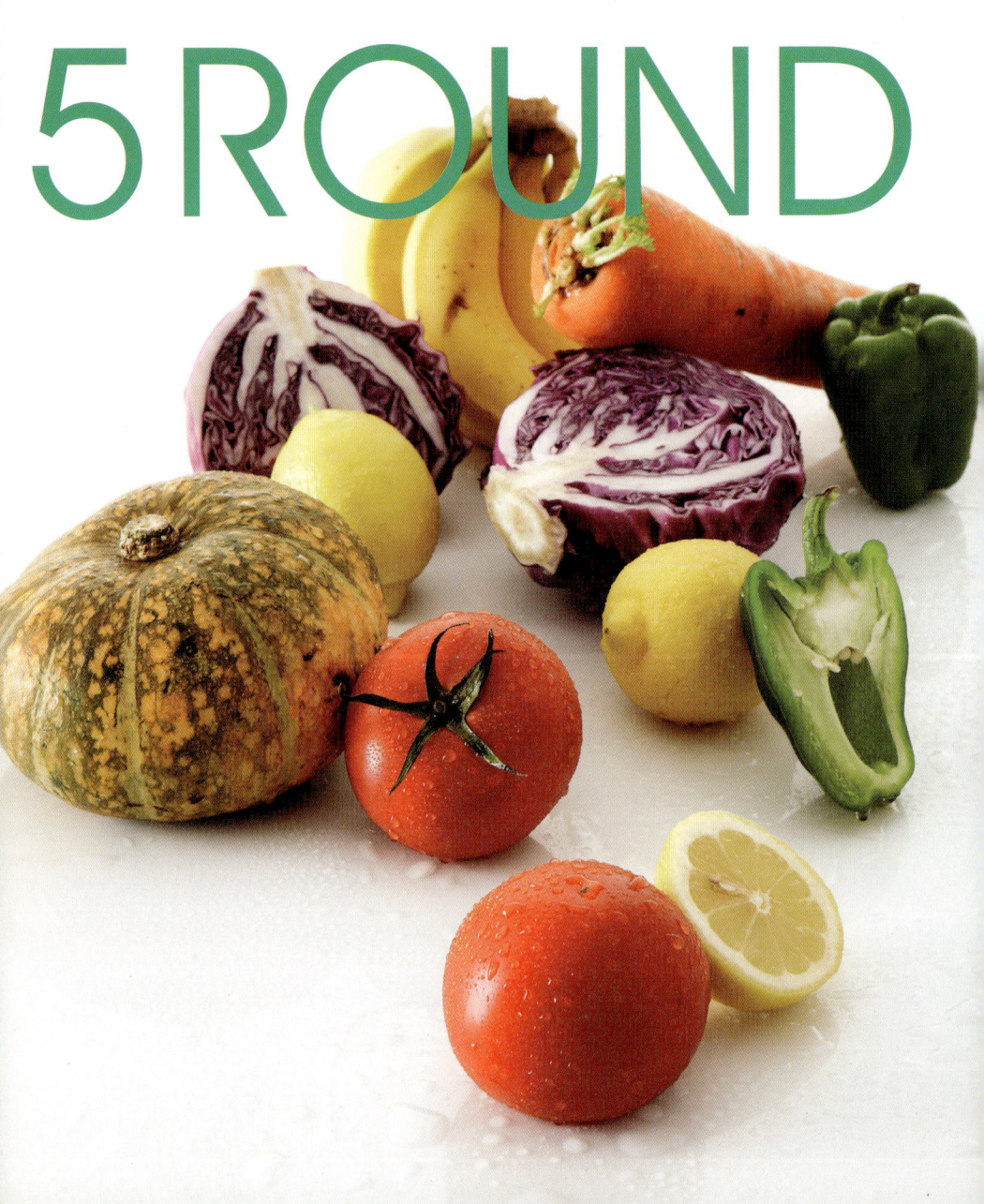

5ROUND

스타들은 이슬만 먹고 사나요?

스타들의 식단 플랜

　　스타들의 식단 플랜은 일반적인 관리기간과 특별한 관리기간에 따라 조금 달라진다. 여배우 J양이나 H양의 경우 작품이나 촬영을 준비하는 기간을 다소 길게 잡는 스타일이기 때문에 평소 일반적인 관리기간에는 여유 있게 관리를 하며, 총섭취열량을 제한하는 방법을 주로 사용한다. 즉, 기본적인 식단을 제공하는데 어쩔 수 없이 식단 외의 음식을 먹었을 경우 다음 식사의 열량을 제한하여 총섭취열량을 관리하는 방법이다.

　　예를 들어 하루에 섭취할 열량을 1,500kcal로 설정한 경우, 식단으로 아침에는 현미밥과 된장국, 생선구이, 계절나물, 견과류를, 점심에는 고구마, 닭가슴살샐러드, 생과일주스, 치즈 1장을, 간식으로는 바나나와 우유, 토마토를, 저녁에는 잡곡밥과 소고기버섯구이, 야채초절임, 멸치볶음을 섭취하기로 약속했다. 그런데 점심에 약속이 생겨 지인과 샐러드바에 가서 폭식을 하게 됐다. 이러한 상황이 생기게 되면 오후 간식과 저녁 식단을 섭취하지 않고 간단히 토마토 등을 섭취하며 하루 총섭취열량 1,500kcal를 지켜내는 것이다. 이러한 방법을 통해 지속적으로 다이어트를 유지하며 작품을 준비한다.

　　갑작스럽게 스케줄(작품)이 생겨 단기간에 급하게 다이어트를 해야 하는 경우에는 탄수화물 양과 염분을 제한하는 보디빌딩식 다이어트 식단을 사용한다. 체중과 활동량에 맞춰 최소한의 탄수화물을 섭취하고, 대신 운동량에 맞춰 단백질을 충분히 섭취하는 방법이다. 이때 염분이 거의 없는 식품으로 식단을 구성하며 지방이 함유된 식품은 견과류만으로 제한한다. 이러한 식단 구성은 보디빌더들이 시합을 준비할 때 주로 이용하는데, 훈련된 전문 보디빌더들도 평균 3개월 이상 지속하기 어려우며, 시합 당일 무대에서 최고의 몸 상태를 보여주기 위한 방법이다. 연예인 또한 직업 특성상 퍼포먼스를 위해 단기간에 몸을 만들어야 할 때가 있기 때문에 필요에 따라서 이러한 방법을 사용한다.

실제로 걸그룹 Y양도 짧은 기간 안에 콘서트에서 복근을 보여줘야 하는 퍼포먼스가 생겨 이 방법을 사용했다. 이처럼 일반인도 어쩔 수 없이 급하게 이벤트(결혼식, 여름휴가 등)가 생겨 다이어트를 해야 할 경우에는 이러한 보디빌딩식 저염·저지방·저탄수화물·고단백 식단을 2~4주 정도 진행하는 방법을 사용할 수 있다. 그러나 날씬하고 멋진 몸을 오랫동안 유지하기 위해 다이어트를 하는 일반인들이 맹목적으로 따라 하기에는 비효율적이며 실패할 가능성도 높다.

또한 보디빌딩식 식단을 오래 유지하게 되면 신장 기능에 무리가 오고 신체 대사 기능에 지장을 줄 수 있기 때문에 4주 이상 지속하지 않는 것이 좋다. 특히 무리한 절식을 2주 이상 진행하게 되면 우리 몸의 대사기능이 저하되기 때문에 다시 정상적인 식사를 할 경우 원래 상태보다도 더 살이 찌는 요요현상이 생길 확률이 상당히 높아진다. 따라서 보디빌딩식 다이어트 식단은 훈련된 보디빌더, 즉 식단과 운동을 통해 신체의 근육 상태를 극한으로 끌어올려 경쟁하는 목표를 가진 사람들이 사용하는 방법이다. 그렇기 때문에 일반인들도 프로필 사진이나 아마추어 시합을 목표로 하는 경우 등 목적에 맞게 단기간만 사용하는 것이 적절하고 효율적인 선택이라는 점을 명심하고, 자신의 목표와 목적에 맞는 식단을 선택하여 체계적인 다이어트를 진행하도록 하자.

단기 보디빌딩식 식단

2
POINT

　　탄수화물 섭취량을 설정할 때 첫 주는 평상시에 먹던 탄수화물 양의 70%로 설정하고 두 번째 주부터는 50%로 낮춰서 설정한다. 단백질의 경우 끼니마다 100g 정도씩 충분한 야채와 함께 섭취한다. 간식으로 섭취할 과일은 칼로리가 낮고 비타민이 풍부한 종류를 선택하는 것이 좋다. 특히 염분을 최대한 제한해야 하기 때문에 드레싱이나 소스는 최대한 피하거나 천연 재료로 만들어서 사용한다.

영양소별 대표 메뉴

탄수화물 고구마, 현미밥
단백질 닭가슴살, 계란흰자
비타민 및 무기질 브로콜리, 파프리카, 양배추, 토마토 등 항산화 성분이 많은 채소류
과일 사과, 키위, 오렌지

　　이 단기 식단을 구성할 때 식품의 종류를 간소하게 구성하는 이유는 자기합리화를 최대한 줄이기 위해서이다. 2주간이지만 극도로 제한된 저염, 저지방식만을 섭취한다는 것은 생각보다 어렵다. 2~3일쯤 지나면 먹고 싶은 자극적인 음식들로 머릿속이 가득 찰 것이다. 여러 다이어터들을 지도해본 경험상 식품을 선택할 수 있는 폭이 넓어지면 그만큼 그 안에서 약속을 어길만한 이유들을 많이 찾아내곤 한다. 예를 들면 탄수화물 구성에 베이글 1/2을 포함시켜 주었다. 그러면 제과점에 가서 베이글만 사서 나오면 되는데 그러기가 쉽지 않다. 여러 가지 맛있는 빵의 냄새들이 유혹하기 때문이다. 그렇게 되면 머릿속은 복잡해지며 결국 후각과 시각에 의해 본능이 지배당하고 다른 빵을 사먹게 되는 경우가 생기게 된다. 그것은 본인의

의지가 약한 것도 이유가 될 수 있겠지만 인간의 본능적인 식욕이 자극받았기 때문이기도 하다. 그렇기 때문에 사전에 식단을 유지하는 데 방해가 될 요인들을 최소화시키는 것이 좋다.

에이팀의 많은 트레이너들이 다이어트를 할 때 고구마를 주 탄수화물원으로 섭취하는 것도 비슷한 이유에서이다. 고구마의 경우 섬유질이 많기는 하지만 탄수화물 밀도가 상당히 높다. 따라서 고구마는 밥보다 칼로리가 높고 탄수화물 양도 많은 식품이다. 그렇다면 '다이어트에는 어울리지 않는 식품이 아닐까?'라는 의문이 들기도 한다. 하지만 보편적으로 다이어트를 할 때 외부에서 사먹는 음식으로는 다이어트 식단을 구성하기가 어렵고, 또 불필요한 식품을 섭취할 가능성이 높아지기 때문에 비교적 보관이 용이하고 별다른 반찬이 필요 없는 고구마를 도시락으로 이용하고 있다.

그렇기 때문에 필자가 지도하는 연예인들에게 집에서는 현미밥을 섭취하고 외부에서 식사를 할 때는 고구마를 도시락으로 이용하는 방법을 추천하고 있다.

단기간 다이어트 식단(걸그룹 ○○양 예)

아침 현미밥 150g, 계란흰자스크램블 100g, 양배추/야채초절임
간식 사과 작은것 1개 또는 오렌지 작은것 1개 중 선택
점심 고구마 150g, 샐러드(닭가슴살 100g, 양배추, 파프리카, 토마토, 양상추, 키위드레싱)
간식 키위 1개 또는 방울토마토 20알 중 선택
저녁(외부인 경우) 고구마 100g, 샐러드(닭가슴살 100g, 양배추, 파프리카, 토마토, 양상추, 발사믹드레싱)
저녁(숙소인 경우) 현미밥 100g, 닭가슴살구이 100g, 브로콜리, 양배추 쌈/야채초절임

앞의 식단은 약 1,200kcal 정도인데, 이 식단이 필자의 의지와는 상관없이 언론에 공개되어 많은 논란이 있었다. 즉, 너무 적게 먹여 오히려 건강을 해칠 수도 있다는 우려의 시선이 많았다. 하지만 필자는 분명히 단기간 동안 필요에 의해서만 실시한다면 건강에 전혀 문제가 되지 않을 것이라고 확신했다. 이 논란 때문에 실제로 방송에서 영양사와 의사에게 위의 식단을 보여주고 자문을 구한 적이 있는데, 결론은 칼로리는 적지만 건강상에 전혀 문제가 되지 않는 합리적인 다이어트 식단이라고 나왔다. 이렇듯 칼로리는 낮지만 식단을 어떻게 구성하느냐에 따라 질과 양은 크게 달라진다. 1,200kcal는 피자나 파스타와 같은 고칼로리 식사에 달콤한 케이크로 후식을 한다면 섭취할 수 있는 칼로리이다. 하지만 위의 식단처럼 칼로리는 낮고 영양소는 풍부한 식단으로 구성한다면 하루를 든든하게 보낼 수 있는 균형 잡힌 식단이 된다는 점을 꼭 기억해두자.

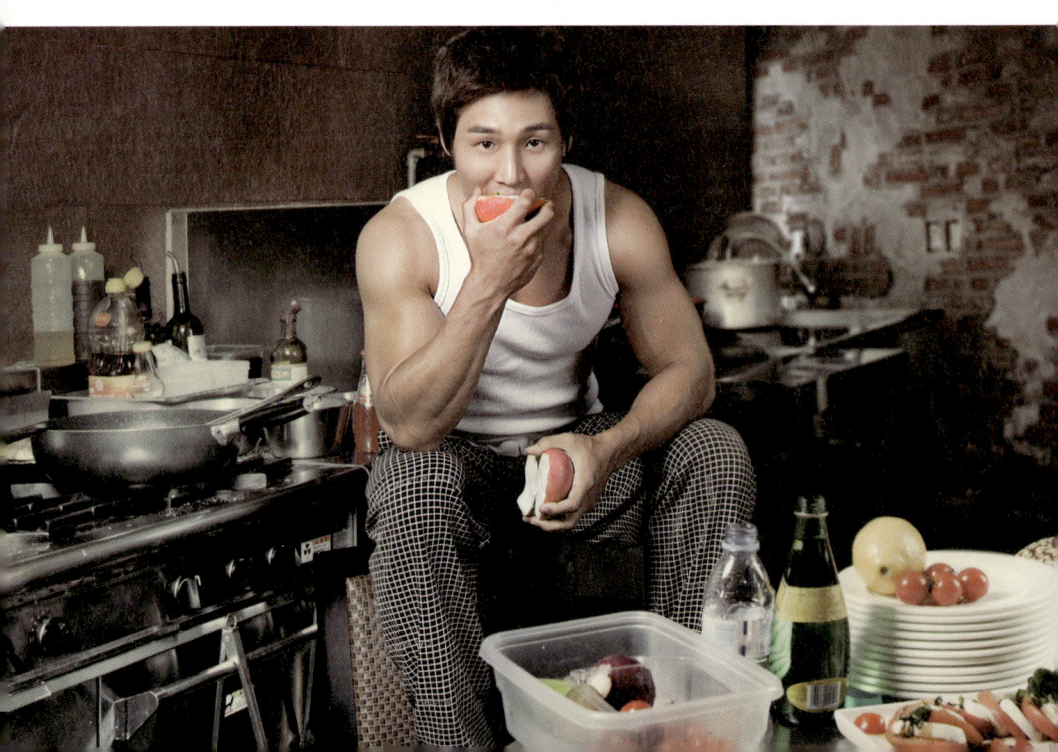

매운 닭가슴살야채볶음

평소 매운 음식을 즐겨먹는 가수 H양은 다이어트를 시작하면 매운 음식이 생각나서 힘들어한다. 시중에서 판매하는 매운 음식은 맛을 내기 위해 자극적인 조미료를 많이 사용하기 때문에 다이어트 음식으로 섭취할 수 없다. 그러나 청양고추를 활용한 매운 닭가슴살야채볶음은 매운맛을 충족시키면서 다이어트 음식으로도 충분히 섭취할 수 있어 H양이 가장 즐겨먹는 다이어트 요리이다.

○READY

닭가슴살 ··· 100g
청양고추 ··· 1~2개
다진 마늘 ··· 1작은술
양파 ··· 100g
당근 ··· 50g
대파 ··· 30g
식용유 ··· 1/2큰술

○RECIPE

1 준비된 재료들을 알맞은 크기로 썰어 놓는다.
2 프라이팬에 식용유를 아주 조금 두르고 얇게 썬 청양고추와 마늘을 먼저 볶는다.
3 닭가슴살을 넣고 같이 볶다가 닭가슴살이 익을 때쯤 야채를 넣고 더 볶아준다.
4 취향에 따라 야채를 익히고 맛있게 먹는다.

EFFECT

퍽퍽하고 질리기 쉬운 삶은 닭가슴살을 좀 더 편하고 맛있게 섭취할 수 있다.

CAUTION

다이어트 음식이기 때문에 재료 본연의 맛을 음미하고 조미료와 소금은 넣지 않는 게 좋다.

닭가슴살스테이크

단기간 다이어트를 실시할 때 빠질 수 없는 식품이 바로 닭가슴살이다. 하지만 누구라도 닭가슴살을 2주 정도 매일 먹으면 식사시간이 두려워질 정도로 닭가슴살에 대해 거부감이 생긴다. 그래서 걸그룹 Y양의 경우도 닭가슴살이 먹기 싫을 때는 닭가슴살스테이크를 만들어 먹으며 다이어트 식단을 유지했다. 닭가슴살을 못 먹는 사람에게도 강력 추천한다.

●READY

닭가슴살 ··· 100g
청양고추 ··· 1개
다진 마늘 ··· 1작은술
양파 ··· 50g
당근 ··· 30g
계란흰자 ··· 1개
식용유 ··· 1작은술

●RECIPE

1 닭가슴살 한 덩어리를 다진다(칼 또는 믹서기 이용).
2 청양고추, 마늘, 양파, 당근, 계란흰자를 잘게 썰어 다진 고기와 섞어준다.
3 프라이팬에 기름 없이 고기를 올려 동그랗게 모양을 잡아준다.
4 한쪽 면이 적당히 익으면 모양이 흐트러지지 않게 뒤집어가며 약한 불에 익혀준다.

EFFECT

퍽퍽하고 질리기 쉬운 삶은 닭가슴살을 좀 더 편하고 맛있게 섭취할 수 있다.

CAUTION

너무 센 불에 가열하면 속은 익지 않고 겉만 탈 수 있으므로 불 조절에 유의한다.

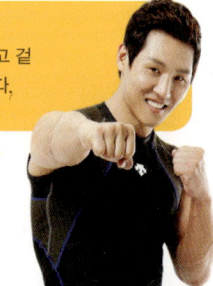

두부샐러드

영화배우 J양의 경우 평소 자극적인 음식을 좋아하지 않기 때문에 담백한 두부샐러드를 즐겨 먹는다. 발사믹식초로 약간만 간을 맞추고 재료 본연의 맛을 즐길 수 있는 다이어트 음식이다.

● READY

두부 ··· 1/2모
양상추 ··· 80g
오이 ··· 50g
파프리카 ··· 30g
토마토 ··· 60g
올리브유 ··· 1작은술
발사믹식초 ··· 1/2큰술
소금 ··· 극소량

● RECIPE

1 두부를 먹기 좋은 크기로 썰고 각종 야채들도 먹기 좋은 크기로 썰어준다.
2 올리브유에 발사믹식초를 넣고 소금을 아주 조금 넣어 간을 맞춘다.
3 썰어놓은 두부와 야채를 볼에 담고 그 위에 드레싱을 뿌려준다.

EFFECT

두부를 통해 식물성 단백질을 섭취할 수 있고, 올리브유에 있는 올레인산은 심혈 관계에 도움을 준다.

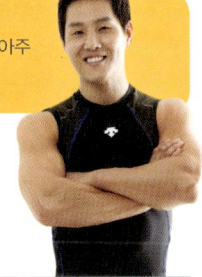

CAUTION

다이어트 음식이기 때문에 소금을 아주 소량만 넣어준다.

야채초절임

남자배우 K군과 D군, 여배우 O양과 E양, 아이돌그룹 멤버 S군과 U양 등 필자가 관리했던 많은 연예인들의 다이어트 필수 식품이다. 아무래도 다이어트 식단이 저염식으로 이루어져 있기 때문에 느끼함을 느끼는 경우가 많다. 야채초절임의 새콤하고 상큼한 맛이 이러한 느끼함을 중화시켜주고, 별도의 드레싱 없이 야채를 섭취할 수 있기 때문에 다이어트에 더욱 좋다.

● READY

하인즈 디스틸드 식초
야채(무, 당근, 양배추, 오이, 양파, 고추 등)

● RECIPE

1 좋아하는 야채를 무작위로 골라 먹기 좋게 썰어 밀폐용기에 담는다.
2 식초를 내용물이 다 찰 정도로 붓는다(취향에 따라 물과 식초를 3:1 또는 2:1로 희석한다.).
3 냉장고에 2일 정도 숙성시킨 뒤 반찬으로 섭취한다.

비타민은 무조건 많이 먹으면 좋다?

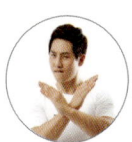 비타민은 쉽게 섭취할 수 있는 영양소이다. 보통 과일이나 야채에 풍부하게 들어있는데, 음식으로 섭취하기 힘든 경우 영양제를 많이 이용하기도 한다. 하지만 비타민 영양제를 과용하는 것은 문제가 될 수 있다. 비타민은 지용성비타민과 수용성비타민으로 나뉘는데, 수용성비타민은 말 그대로 비타민류 중에서 물에 녹는 성질을 가진 것을 말하고, 지용성비타민은 지방에 녹는 비타민의 종류를 말한다. 지용성비타민의 경우는 지방에 의해서만 녹기 때문에 소변으로 배출되지 않고 몸 안에 저장되는데, 과잉섭취 할 경우 독성을 가지게 된다. 그러므로 지용성비타민은 과하게 섭취하면 오히려 건강에 좋지 않다.

적당한 견과류 섭취는 다이어트에 도움이 된다는데 정말일까?

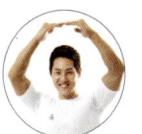 적당한 섭취는 체내 중성지방의 수치를 낮춰줄 수 있기 때문에 다이어트에 도움이 된다. 또, 배고픔을 느낄 때 적당량의 견과류를 섭취하면 포만감을 느껴 폭식을 예방할 수도 있다. 견과류의 지방은 몸에 이로운 불포화지방이 많지만 과도한 섭취는 다이어트를 방해할 수도 있다. 지방은 우리 몸에 꼭 필요한 3대 영양소 중 하나이기 때문에 다이어트를 할 때 무조건 지방을 피하기보다는 견과류를 통해서 적당량을 섭취해주는 것이 건강하게 다이어트를 할 수 있는 방법이다. 하루에 호두 2알을 추천한다.

흔히 먹는 아메리카노 커피가 다이어트에 큰 도움이 된다는데 정말일까?

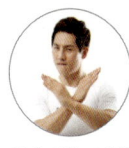 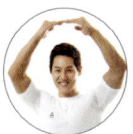 어느 정도 긍정적인 효과는 있지만 실제로 큰 도움을 주는 것은 아니다. 다이어트를 할 때는 평소보다 음식 섭취량을 줄이기 때문에 운동 중이나 운동시작 전 무기력증을 느끼는 경우가 많다. 운동 전에 커피를 섭취한다면 일시적으로 운동수행에 도움을 받을

수 있다. 커피의 카페인 성분이 인체에 각성작용과 이뇨작용을 촉진시켜 대사를 활발하게 해주는 역할을 하기 때문이다. 하지만 카페인은 내성이 생기기 때문에 카페인에 의존하다 보면 섭취량이 계속 늘어나 몸에 안 좋은 영향을 줄 수 있다.

술을 많이 먹으면 특히 복부비만이 될 가능성이 크다는데 정말일까?

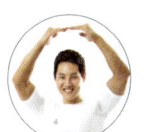
술 자체의 칼로리가 높기 때문에 비만을 일으킬 수 있다. 또한 술과 함께 먹는 안주들이 기름지고 자극적인 것들이 많아서 비만을 더욱 가중시킬 수 있다. 술과 복부비만의 상관관계에 대한 연구결과가 명확히 결론 나지는 않았지만, 장기간 음주를 할 경우 우리 몸의 호르몬 수치에 변화를 가져오고 그에 따라 복부에 지방 축적을 가속화시킨다는 연구결과는 많이 있다.

다이어트를 할 때 다크 초콜릿을 먹으면 도움이 된다는데 정말일까?

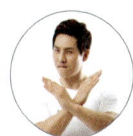
다크 초콜릿은 일반 초콜릿에 비해 첨가물이 적고 칼로리가 낮기 때문에 조금 나을 뿐이지 다이어트에 도움이 되는 것은 아니다. 우리가 단 음식을 먹게 되면 일시적으로 당수치가 높아져 포만감을 느끼지만 급하게 올라간 당수치는 다시 급격하게 떨어져 배고픔을 느끼게 한다. 그래서 다이어트를 할 때 단 음식을 피하라고 하는 것이다.

수분이 많은 수박은 많이 먹어도 살이 찌지 않는다는데 정말일까?

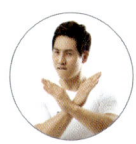
어떠한 음식도 과도하게 섭취하면 살이 찐다. 수박은 수분이 많고 열량이 적은 과일에 속하지만 칼로리를 이루는 구성에 과당이 많기 때문에 과도하게 섭취하면 살이 찔 수 있다. 과당은 우리 몸에 빠르게 흡수되지만 에너지로 활용되는 비율이 높지 않아 지방으로 쉽게 축적된다. 따라서 적당한 섭취를 해야 한다.

TIP

밤 늦게 과일을 먹는 것은 비타민이 많이 들어 있는 통닭을 먹는 것과 같다.

A-Team이 제안하는 〈A4 다이어트 식단〉

A4 다이어트 식단이란?

탄수화물, 단백질, 지방, 무기질의 4대 영양소가 다이어트를 목적으로 골고루 맞추어져 있는 건강한 다이어트 식단이다.

> ※**영양비율(10기준)** 탄수화물(3), 단백질(4), 지방(2), 무기질(1)

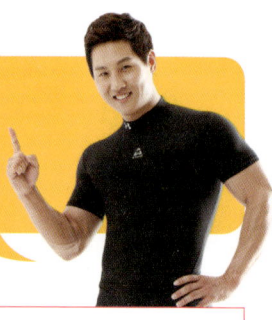

CAUTION

제시된 식단과 칼로리표는 참고용으로 대략적인 수치를 제공한다. 또한 제시되는 식단은 건강한 다이어트를 기준으로 제공된 것이며 특별한 목적, 특정 기간, 그리고 특정 질환이 있을 시에는 식단의 양과 구성에 변화가 생길 수 있다.

식단 선택 기준

♂ **남성**
75kg 이상 하루 섭취량 약 1,700kcal(약 500kcal×3식/간식 100kcal×2회)
75kg 이하 하루 섭취량 약 1,500kcal(약 450kcal×3식/간식 75kcal×2회)

♀ **여성**
60kg 이상 하루 섭취량 약 1,500kcal(약 450kcal×3식/간식 75kcal×2회)
60kg 이하 하루 섭취량 약 1,300kcal(약 400kcal×3식/간식 50kcal×2회)

칼로리표

탄수화물			단백질			지방		
현미밥	100g	155kcal	닭가슴살	190g	180kcal	버터	10g	90kcal
잡곡밥	100g	150kcal	닭안심살	180g	180kcal	들기름	10g	90kcal
찐고구마	140g	175kcal	소우둔살	130g	180kcal	코티지치즈	100g	90kcal
플레인베이글	60g	170kcal	대구살	200g	180kcal	아보카도	50g	90kcal
미숫가루	50g	180kcal	명태살	190g	180kcal	플레인요구르트	1개	90kcal
오트밀죽	40g	160kcal	갈치구이	180g	180kcal	호두	4쪽	90kcal
바나나	1½개	150kcal	조기구이	130g	180kcal	아몬드	반줌	90kcal
			오징어	180g	180kcal			
			달걀흰자	1개	20kcal			
			육포	10g	36kcal			
			두부	100g	47kcal			

비타민 & 무기질 & 물			드레싱
사과	1/2개	40kcal	
귤	2개	50kcal	
방울토마토	10개	25kcal	• 하인즈 디스틸드 식초를 물에 희석시켜 사용한다.
키위	1개	50kcal	• 키위, 딸기 등 과일을 갈아서 사용한다.
멸치볶음	25g	50kcal	• 플레인요구르트를 사용한다.
다시마쌈	100g	40kcal	• 발사믹식초 원액을 물에 희석시켜 사용한다.
계절나물	50g	70kcal	

야채초절임	70g	50kcal
샐러드	50g	50kcal

특식

호박잎찜	50g	45kcal
가지무침	82g	35kcal
고사리무침	82g	50kcal
고춧잎볶음	50g	40kcal
김	10장	13kcal
깻잎김치	84g	47kcal
냉이무침	80g	50kcal
버섯구이	128g	97kcal
숙주	100g	25kcal
시금치무침	86g	54kcal
연근조림	50g	50kcal
취나물무침	30g	50kcal

참치야채볶음밥 500kcal

READY
참치캔 1개, 현미밥 100g, 버터/브로콜리/당근 및 각종 야채 약간

RECIPE
야채를 먼저 익힌 후 밥과 함께 볶아주고 마지막에 기름을 제거한 참치를 넣어 마무리하면 완성이다.

닭가슴살 브로콜리볶음밥 500kcal

READY
닭가슴살 150g, 잡곡밥 100g, 버터/브로콜리 약간

RECIPE
브로콜리를 살짝 익힌 후 밥과 함께 볶아주고 먼저 익혀놓은 닭가슴살을 넣고 볶으면 완성이다.

식단 샘플 여성(약 1,400~1,500kcal 식단 기준)

	구분	메뉴	칼로리		구분	메뉴	칼로리
월요일 1,511kcal	아침	미숫가루 36g 닭안심살 160g 샐러드 50g 아몬드 7알	410kcal	화요일 1,527kcal	아침	바나나 1개 닭가슴살 168g 샐러드 50g 키위드레싱	460kcal
	간식	육포 20g 방울토마토 10개	97kcal		간식	달걀흰자 2개 방울토마토 10개 아메리카노 1잔	75kcal
	점심	현미밥 88g 조기 115g 호두 3쪽 다시마쌈 100g 방울토마토 5개	417kcal		점심	잡곡밥 86g 닭안심살 160g 깻잎김치 84g 다시마쌈 70g 아몬드 7알	447kcal
	간식	컵순두부 100g 사과 1/2개	87kcal		간식	오징어 50g 샐러드 50g 식초드레싱	110kcal
	저녁	찐고구마 104g 닭가슴살 168g 샐러드 50g 플레인요구르트 드레싱	500kcal		저녁	찐고구마 104g 닭가슴살 168g 샐러드 50g 플레인요구르트 드레싱	435kcal

	구분	메뉴	칼로리		구분	메뉴	칼로리
수요일 1,522kcal	아침	오트밀죽 32g 소우둔살 94g 아보카도 38g 샐러드 50g	410kcal	목요일 1,517kcal	아침	잡곡밥 86g 닭안심살 160g 멸치볶음 25g 아몬드 7알	410kcal
	간식	저지방우유 200ml 키위 1개	130kcal		간식	오징어 50g (껍질 손질한 몸통) 샐러드 50g 식초드레싱	100kcal
	점심	특식 참치야채볶음밥	500kcal		점심	잡곡밥 88g 갈치구이 160g 계절나물 50g 코티지치즈 77g	430kcal
	간식	아메리카노 1잔 달걀흰자 2개 방울토마토 10개	75kcal		간식	컵순두부 100g 키위 1개	97kcal
	저녁	바나나 1개 닭가슴살 168g 샐러드 50g 키위드레싱 방울토마토 5개	407kcal		저녁	찐고구마104g 닭가슴살 168g 샐러드 100g 플레인요구르트 드레싱	480kcal

구분		메뉴	칼로리
금요일 1,407kcal	아침	미숫가루 36g 저지방우유 200ml 닭가슴살 160g 호두 3쪽 샐러드 50g	410kcal
	간식	육포 20g 방울토마토 10개	97kcal
	점심	현미밥 88g 소우둔살 94g 들기름 1/2작은술 계절나물 50g	430kcal
	간식	아메리카노 1잔 샐러드 50g 식초드레싱	70kcal
	저녁	현미밥 88g 대구살버터구이 144g 다시마쌈 100g	400kcal

구분		메뉴	칼로리
토요일 1,532kcal	아침	찐고구마 104g 버터구이 닭가슴살 168g 샐러드 50g 방울토마토 5개 키위드레싱	477kcal
	간식	육포 10g 사과 1/2개	58kcal
	점심	특식 닭가슴살 브로콜리볶음밥	500kcal
	간식	컵순두부 100g 키위 1개	97kcal
	저녁	현미밥 88g 갈치구이 160g 다시마쌈 100g 아몬드 7알	400kcal

구분		메뉴	칼로리
일요일 1,465kcal	아침	오트밀죽 32g 오징어 160g 샐리드 50g 코티지치즈 77g 키위드레싱	460kcal
	간식	달걀흰자 2개 방울토마토 10개 아베리카노 1잔	75kcal
	점심	현미밥 88g 오징어버터구이 160g 계절나물 50g	430kcal
	간식	닭가슴살 55g 사과 1/2개	90kcal
	저녁	찐고구마 104g 버터대구살구이 144g 야채초절임 70g	410kcal

사이즈 측정

다이어트를 시작하기 전에 현재 자신의 사이즈와 목표 수치를 적어 둔다.
자신의 몸을 알고 명확한 목표를 가지면 다이어트를 향한 의욕도 높아진다.
항상 '되고 싶은 자신'을 상상하면서 도전해보자!

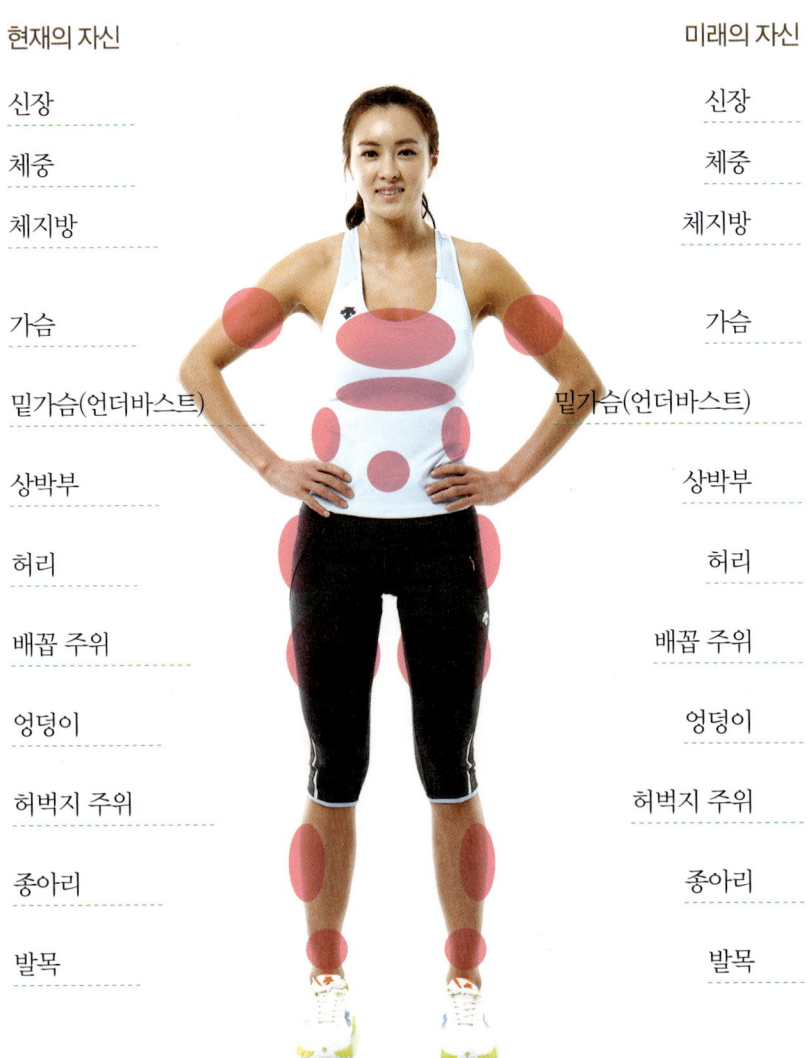

현재의 자신

신장

체중

체지방

가슴

밑가슴(언더바스트)

상박부

허리

배꼽 주위

엉덩이

허벅지 주위

종아리

발목

미래의 자신

신장

체중

체지방

가슴

밑가슴(언더바스트)

상박부

허리

배꼽 주위

엉덩이

허벅지 주위

종아리

발목

1 Monthly Weight Graph

- 매일 같은 시간에 체중, 체지방을 측정하고 적어 둔다. 필요한 만큼 복사해서 쓰면 된다.
- 세로축은 1칸당 체중은 100g, 500g, 체지방은 0.1%, 0.2% 등 자신의 목표나 변화에 맞춰 정한다.
- 체중, 체지방은 각각 다른 색으로 기입해야 알기 쉽다.
- 몸의 변화는 사람마다 결과가 다르다. 좀처럼 변화가 없더라도 초조해하지 말고 침착하게 계속 해보자.

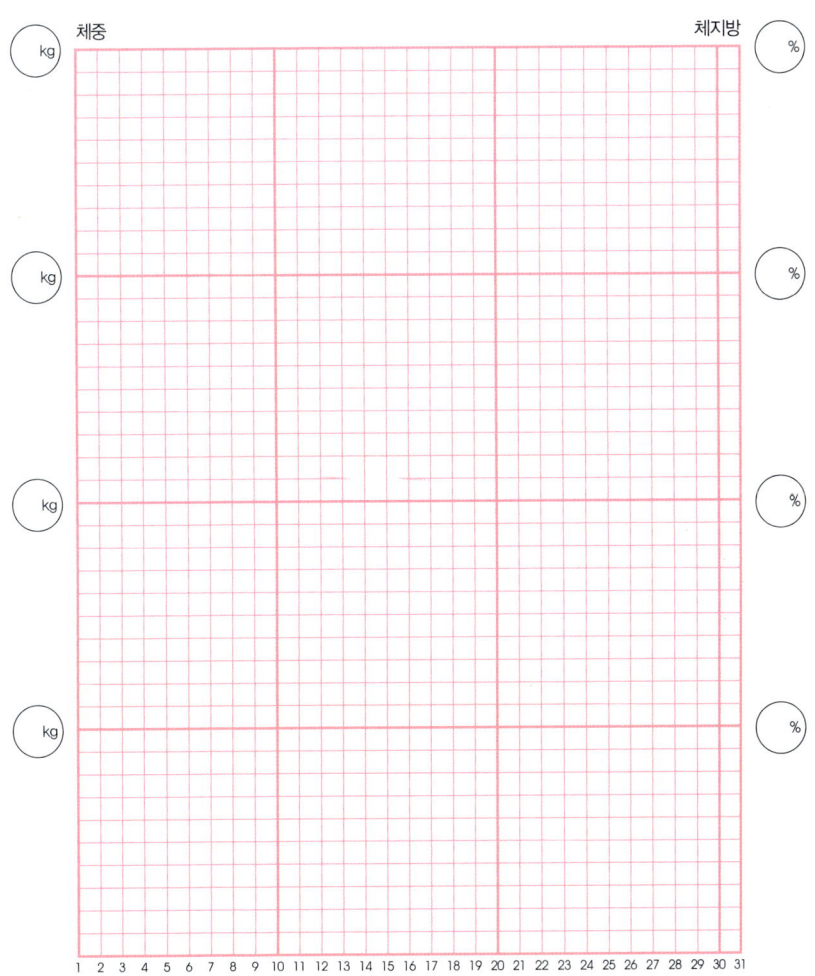

7Days Diary

- 1주일간의 다이어트를 기록한다. 필요한 만큼 복사해서 사용한다.
- MEMO란에는 운동이나 식사 내용 또는 마음의 변화 등 일기 형식으로 쭉쭉 적어나가 보자.
- 몸의 변화는 사람마다 결과가 다르다. 좀처럼 변화가 없더라도 초조해하지 말고 침착하게 계속 해보자.

이번 주 목표

월 일	체중 kg	체지방 %	화장실 회

운동 MEMO	식사 MEMO	MEMO

○ 4-3-2-1 _____ 회

오늘의 근력운동

_____

_____

_____

아침 _____

점심 _____

저녁 _____

월 일	체중 kg	체지방 %	화장실 회

운동 MEMO	식사 MEMO	MEMO

○ 4-3-2-1 _____ 회

오늘의 근력운동

_____

_____

_____

아침 _____

점심 _____

저녁 _____

월 일	체중 kg	체지방 %	화장실 회

운동 MEMO	식사 MEMO	MEMO

○ 4-3-2-1 _____ 회

오늘의 근력운동

_____

_____

_____

아침 _____

점심 _____

저녁 _____

월	일	체중	kg	체지방	%	화장실	회

운동 MEMO	식사 MEMO
○ 4-3-2-1 _____ 회	아침 _____
	_____
오늘의 근력운동	점심 _____
_____	_____
_____	저녁 _____
_____	_____

MEMO

월	일	체중	kg	체지방	%	화장실	회

운동 MEMO	식사 MEMO
○ 4-3-2-1 _____ 회	아침 _____
	_____
오늘의 근력운동	점심 _____
_____	_____
_____	저녁 _____
_____	_____

MEMO

월	일	체중	kg	체지방	%	화장실	회

운동 MEMO	식사 MEMO
○ 4-3-2-1 _____ 회	아침 _____
	_____
오늘의 근력운동	점심 _____
_____	_____
_____	저녁 _____
_____	_____

MEMO

월	일	체중	kg	체지방	%	화장실	회

운동 MEMO	식사 MEMO
○ 4-3-2-1 _____ 회	아침 _____
	_____
오늘의 근력운동	점심 _____
_____	_____
_____	저녁 _____
_____	_____

MEMO

Staff
모델 이진, 이현민
촬영 이파용, 박상국

국내 NO.1 바디 디자이너의 탑 시크릿
다이어트 마스터

초판 1쇄 발행 2013년 6월 27일

지은이 김지훈
펴낸이 김영조
외부스태프 디자인 design group ALL
펴낸곳 싸이프레스
주소 서울시 마포구 합정동 356-9 영광빌딩 201호
전화 02-335-0385
팩스 02-335-0397
이메일 cypressbook@naver.com
홈페이지 www.cypressbook.co.kr
블로그 blog.naver.com/cypressbook
트위터 @cypressbook
출판등록 2009년 11월 3일 제2010-000105호

ISBN 978-89-97125-31-9 13690

· 책값은 뒤표지에 있습니다.
· 파본은 구입하신 곳에서 교환해 드립니다.

이 도서의 국립중앙도서관 출판시도서목록(CIP)은 e-CIP홈페이지(http://www.
nl.go.kr/cip.php)와 국가자료공동목록시스템(http://www.nl.go.kr/kolisnet)에서
이용하실 수 있습니다.(CIP 제어번호 : 2013008869)